ちくま新書

医療幻想

——「思い込み」が患者を殺す

久坂部 羊
Kusakabe Yo

998

医療幻想――「思い込み」が患者を殺す【目次】

はじめに

最近、これまで医療の常識だと思われていたことが、いくつも覆っている。

たとえば、傷は消毒したほうがいいと思われていたが、消毒はかえって傷の治りを遅くするので清潔な水で洗うのがいいとか、牛乳にはカルシウムが多く含まれるので骨を強くすると思われていたが、実は牛乳を多く飲む人のほうが骨折しやすいとか（「カルシウム・パラドックス」という）、太っていると心臓病になりやすいと思われていたが、心不全の死亡率は軽度の肥満のほうがやせている人より低いとか（「肥満パラドックス」）である。

ほかにも、健康診断を熱心に受ける人は受けない人より短命だとか、がん検診ではがんの死亡率が下がらないとか、コレステロール値は正常値より高めのほうが長生きするとかのデータも出ている。

ＥＢＭという言葉をご存じだろうか。「Evidence Based Medicine（根拠に基づいた医療）」の略で、１９９０年代から提唱された概念である。この言葉を聞いて、「それじゃ今までの医療は根拠に基づいてなかったのか!?」と吃驚《びっくり》するのは、私だけではないだろう。

医療はまったく根拠に基づいていなかったわけではないが、思い込みや机上の空論に基づくものも少なくなかった。理屈で考えてこのほうがいいはずだとか、著名な医師がこの方法で患者を治したとか、経験的にこの治療で症状がよくなるからなどで、正しいと信じられていたのである。

EBMにするためには、その治療をやった場合と、やっていない場合を比較して、有意な差があるかどうかを見極めなければならない。それをせずに、単によいと信じ込んでやっている医療は、いわば〝幻想医療〟である。

たとえば、がん検診は、「がんは早く見つけて、早く治療したほうがいいはずだ」という思い込みを〝根拠〟にしている。しかし、がん治療の専門医によれば、「早期発見、早期治療が大切といっているのは、日本の特殊な状況」だという。実際、もしがん検診が有効なら、がんの死亡率は検診で下がるはずだが、死亡率の低下が証明された検診はほとんどない（あっても日本の調査だけで、国際的には否定されている）。

なぜ、日本には幻想みたいな医療が蔓延《まんえん》しているのか。

それは人々の健康不安が大きくなりすぎていることと、それにつけこんで自らの利益をあげようとする業界が跋扈《ばっこ》しているからである。医療業界、検診業界、製薬業界、健康産業、厚労省、医師会、マスメディアがそれだ。これらの勢力は、人々の健康不安が高まり、無駄な医療が増えれば増えるほど、利益を得る構造になっている。

厚労省は、医療費の削減を目指しているようにも見えるが、それは財務省と財界の圧力に押されているだけで、本音としては医療費が増えたほうが自らのプレゼンスも高まるし、国民の健康に寄与しているポーズもとりやすい。

マスメディアは、人々の健康不安を煽ることで視聴率や販売部数を伸ばし、幻想的な未来を提示することで、人々をうっとりさせ、危うい油断に導いている。インフルエンザの脅威や認知症患者の増加で不安を煽る一方で、「医学は日々進歩している」とか、「再生医療などの新しい治療が開発されている」とか、「医師は常に患者のことを考えるべきだ」とかの幻想を広げ、人々の期待値を無闇に高めている。

「どの命もすべて等しく尊い」などというのも、現実を直視すれば、幻想であることがすぐにわかる。

がんや難病で全身の激しい苦痛に苛《さいな》まれ、呼吸困難にうめき、身体の穴という穴から出血し、手足を水死体のようにむくませ、大量の下血に悶えている人や、100歳に近い高齢で、目も耳も疎《うと》く、食べ物ものみ込めず、あちこちに管を入れられて、身動きもままならず、常に人の世話にならなければならず、喜びも楽しみもなく、家族にも厄介者扱いされ、肉体的にも精神的にもただ苦しいだけなのに、死ぬに死ねない人に向かって、「がんばって生きて」などと言うのは、あまりに酷いことだ。

「命はすべて尊い」と言うのは楽だし、気持ちもいい。その場も丸く収まる。反対のことを言うのは勇気がいるし、不愉快だし、批判にもさらされる。しかし、医療や介護の現場で過酷な生を目の当たりにしている人々は、「命はすべて尊い」などというのが、単なるきれい事にすぎないことを実感しているはずだ。そういう現実を無視した甘いウソが、幻想の温床《おんしょう》となる。

医療幻想の心地よさにひたっていたら、実際に病気になったとき、無駄な医療で時間と金と体力を浪費させられ、ハラハラ、ドキドキさせられ、怪しげなサプリメントや健康食品にだまされ、挙げ句の果てに、最後はこんなはずではなかったという悲惨な死を迎えさせられる危険性が高い。

医療のすべてが幻想だとはいわないが、実際にはありもしない状況が信じられ、有害なものも少なくないのに、それが表に出ないのは、事実を知る医師や専門家が口を閉ざしているからだろう。事実を公表することは、医療の沽券《こけん》にかかわり、同業者を裏切ることにもなりかねない。黙っていれば、幻想は広がるが、己の地位は安泰である。

しかし、果たしてそれでいいのか。

この素朴な疑問が、本書を執筆したきっかけである。是非を読者に委ね、本論に進みたい。

第1章

薬は効くという幻想

†抗がん剤ではがんは治らない

医師として恥ずかしいことだが、私は最近まで、抗がん剤ではがんは治らないことを知らなかった。なんとなく、治ることもあるのではないかと思い、治らないのは手遅れのがんや悪性度の強い場合だろうくらいにしか考えていなかった。

事実はちがう。抗がん剤は、はじめからがんを治す薬ではなく、延命効果を期待するだけのものなのである。一般の人はこの事実をどれくらい知っているだろうか。

病院で抗がん剤の治療を受けるとき、人はがんを治してもらおうと思って受診するのではないか。つらい副作用を我慢するのも、がんを治そうと思えばこそだろう。しかし、それは誤解である。医師は患者の命を延ばそうとはするが、がんを治そうとは思っていない。

この誤解を訂正する医師は、決して多くはいない。「この薬ではがんは治りませんが、うまくいけば、少し命が延びるかもしれません」などと、ほんとうのことを言うと、患者はショックを受けて、せっかくの闘病意欲も萎えてしまう。場合によっては、なんてひどいことを言う医者だと怒られかねない。

「この薬が効く」と医師が言うと、患者は「治る」と自動的に頭の中で翻訳するが、医師は「治る」とはひとことも言っていない。患者が勝手に誤解するのを放置しているだけだ。これは積極的にウソをついていることにはならないが、消極的なウソと言われても仕方ない。治りたい一心で、副作用を我慢しすぎて、自ら命を縮める人も少なくないのだから。

とはいえ、ほんとうのことを言いにくい状況があるのも事実だ。せっかく希望を見出している人に、「その可能性はないです」と言うのは医師もつらい。

ほんとうのことを知るには、患者の側にも強さがいる。

そう書きながら、もし、今、抗がん剤の治療を受けている人がこれを読んだら、さぞかしショックを受けるだろうと心配になる。抗がん剤でがんは治ると信じている患者や家族にとっては、死刑の宣告にも等しいだろう。

しかし、あらかじめ、抗がん剤には延命効果しかないことを知っている人は、動揺も少ないのではないか。つらい現実に立ち向かうためには、安定した強い精神が必要となる。だからこそ、つらい事実は早めに知っておいたほうがいい。「後のケンカは先に」という言葉もあるように、早く知ればあらぬ期待に振りまわされなくてもすむ。

†それで命が延びたといえる?

抗がん剤の治療で延命効果があるという場合、一般の人はどれくらい命が延びると思うだろうか。

ある専門誌に、再発した胃がんの治療で従来よりいい成績が出たと書いてあった。5-FUという従来の薬では、生存期間が9〜12カ月だったのが、TS-1という新薬を使うと、8〜14カ月に伸びたというのである。ちなみに、治療しない場合の生存期間は3〜4カ月である。

これはいったいどういうことか。胃がんが再発すれば、新しい薬を使おうが使わまいが、1年前後で死ぬということだ。世間一般で思われていることと、かなりのギャップがあるのではないか。

胃がんだけでなく、白血病や乳がんなどを除くと、がんが再発した場合、抗がん剤を使うことによって延びる命は、だいたい数カ月といわれる。

抗がん剤にはさまざまな副作用や合併症がある。入院も必要だし、生活の自由は大幅に制限される。その犠牲を払って得られる延命効果が、たった数カ月であることを、医師は十分に説明しているのだろうか。治療をすれば、少なくとも2〜3年の延命が得られると、またしても患者が勝手に誤解するのを放置しているのではないか。

抗がん剤の認可についても、その実態を知れば、たいていの人が愕然《がくぜん》とするだろう。厚労省が認可した薬だから、有効性も高いと思ったら大まちがいだ。

少しややこしいが、認可の基準は次のようになっている。

「腫瘍《しゅよう》の縮小率が50％以上で、新しい病変の出現が4週間以上ない患者が20％あること」

つまり、がんの大きさが半分以下になって（がんが消えるのではない）、4週間、新たな転移や再発のない患者が、5人に1人以上あれば、認可されるということである。逆にいえば、5人のうち4人が効かなくてもよいということ。効いた1人も、4週間以後に悪くなってもいいということだ。

これで果たして「効く薬」といえるのだろうか。

なぜそんな甘い基準になっているのかというと、やはり製薬会社の圧力が考えられるが、必ずしも製薬会社ばかりが悪いわけではなく、莫大な研究費と時間をかけても、それくらいの薬しか作れないということである。それを認可してもらえないなら、どの製薬会社も新薬の開発をしなくなるだろう。

†日本にEBMは根づきにくい

現場の医師や研究者たちは、それこそ懸命に患者の命を延ばすための努力を続けている。しかし、医師も神ではないから、手探りの部分もある。よかれと思ってやった治療が、患者の命を縮めてしまうこともままあり得る。

患者からすれば、冗談ではないと思うだろう。命を延ばしてもらうために病院に来たのに、治療で死を早められてはたまらない。だから、確実に効果のある治療を求めるはずだ。そこで重要になるのが、まえがきにも書いたEBM＝「根拠に基づいた医療」である。しかし、EBMにするためには、比較対象がいる。すなわち、ある薬を使う場合と、使わない場合を比べなければならない。

新薬が開発されたり、新しい薬の組み合わせが考案されたとき、患者でその効果を確かめることを「治験《ちけん》」という。医学の常道で耳慣れない言葉に置き換えているが、本質的には人体実験である。

もし、あなたががんや心不全で死にかけているとき、新しい薬の治験で、薬を使わないグループにまわされることを了承できるだろうか。治験に参加するとき、あなたは何としても薬を使うグループに入りたいと思うのではないか。しかし、治験のグループ分けはコンピュータで無作為に行われるから、思い通りにならない。コンピュータを使うのは、医師が分けると、いいデータを出したい気持ちから、症状の軽い患者を薬を使うグループに集める危険があるからだ。

薬を使わないグループになっても、薬は配られる。外見上は新薬と同じだが、まったく効果のないメリケン粉を固めたような薬だ。これを偽薬《ぎやく》（プラセボ）という。薬をのんだという安心感だけで症状がよくなる人がいるから、その影響を差し引くためだ。こういう心理的な効果を「プラセボ効果」という。

治験に参加しても、新薬を使ってもらえる確率は5割で、それも服薬中は新薬か偽薬かを教えてもらえない。だから、自分がメリケン粉をのんでいるかもしれないという不安と闘いながら、薬をのみ続けなければならないのだ。

病気なのに治療をせず、メリケン粉みたいな薬をのみ続けるかもしれないのなら、今ある治療を選ぶ人が多いのではないか。ほかに治療法がない場合でも、効果や安全性はどうでもいいから、とにかく新薬を使ってくれと求める患者がほとんどだろう。そんな患者ばかりではEBMにはならない。確かな根拠を得るためには、治療を受けない患者の協力が不可欠である。

がん検診の有効性も、検診を受けるグループと、受けないグループで、10年、20年と経過を見て、はじめて根拠が得られる。不安と思い込みの強い日本人は、検診を受けないグループに入って、じっとしていられるだろうか。

まだ有効性が証明されていないのだから、検診を受けずにいてもいいはずだが、それができない。冷静な判断と、ある程度の自己犠牲を受け入れる人が増えないかぎり、日本にEBMは根づきにくいだろう。

†点滴は血液を薄めるだけ

抗がん剤以外にも幻想のような医療は少なくない。

たとえば、点滴もそうである。点滴は脱水症のときには有効だが、それ以外では意味がない。むしろ、有害なことが少なくない。

点滴の本体は薄い塩水で、そこに多少の電解質（ナトリウムイオンやカリウムイオンなど）と、ブドウ糖を混ぜた薄甘辛い水である（舐めてみればわかる）。ブドウ糖も5％程度で、500mlの点滴で100kcal。板チョコ半分にも満たないカロリーだ。もっとブドウ糖を追加すると、濃くなりすぎて血管が静脈炎を起こすので、手足からの点滴ではさほどのカロリーは補えない。

点滴に強心剤や利尿剤などを入れると、その薬の効果は出るが、点滴そのものが有益なわけではない。

にもかかわらず、多くの患者が点滴を求める。特に高齢者は何かといえば点滴をしてほしがる。点滴はなんとなく専門的な治療っぽいからだろう。しかし、高齢者の場合は、点滴が無効であるばかりか、有害になる危険性も高い。

点滴の実態は、血管に水を入れることである。高齢者はただでさえ貧血気味の人が多いのに、点滴でその薄い血をさらに薄めてどうするのか。高齢者は心臓の働きが弱っている人も多いので、血管に水を入ると、ポンプの負荷が増えて、心不全の症状を悪化させる。また、腎臓の働きが弱っている人は、入れた水を排泄することができず、血管の外に洩《も》れて足や顔がむくみ、腎臓の負担も増える。

臨終に近い高齢者が、水を飲まなくなると、家族が心配して「点滴をお願いします」と、医師によく求める。砂漠で渇《かわ》いているならまだしも、いくらでも水があるのに飲まないのは、身体が求めていないからで、そこに無理やり水を入れるのは、本人を苦しめることにほかならない。点滴をすれば家族は安心するが、本人は血を薄められ、心臓と腎臓によけいな荷物を背負わされて苦しみ悶えることになる。

もちろん、点滴がすべて無効だとは言わない。私自身、若いとき、感冒《かんぼう》（かぜ）で身体がだるくて仕方なかったときに、自分で点滴をしたら、見ちがえるほど楽になった。点滴も効くことがあるんだと思いを新たにしたが、次に感冒にかかったとき、同じ点滴をしたがまったく効かなかった。それからも何度か試みてみたが、効果があったのは最初だけで、あとはすべて無効。おそらく1回目は、知らないうちに脱水になっていたのだろう。

以前、勤めていたクリニックに、定期的に点滴に来る老婦人がいた。たまたま私が頼まれたとき、「点滴をしたら楽になりますか」と聞くと、彼女は点滴のバッグを拝むような目で見上げて答えた。

「これをしてもろといたら安心やから」

まさにおまじないである。

†論理的に効くはずのないサプリメント

以前、末期がんに効くと称して、アガリクスやプロポリスが「医者に見離された末期がんが治った」とか「全身転移のがん消滅!」などの宣伝文句で売られていたが、2005年に、関連本の出版社の社長らが警視庁に逮捕されてから、派手な宣伝は姿を消した。

これほど悪質ではないが、今、新聞やテレビで盛んに宣伝されているのが、ヒアルロン酸、グルコサミン、コラーゲン、コンドロイチンなどのサプリメントである。私はそれらのCMを見るたびに、こめかみに脂汗《あぶらあせ》がにじむほどの憤りを感じる。

たとえば、ヒアルロン酸は、本来、自分の細胞が作り出すもので、細胞膜に分布する酵素の作用で合成されたヒアルロン酸が細胞外に放出され、コラーゲンなどとともに結合組織で利用される。その合成機能が年齢とともに低下するので、肌がたるんだり、関節炎を起こしたりするのだ。それを補うといっても、口から食べたヒアルロン酸が、血液中に吸収されて全身をまわるのに、たまたま都合よく顔の皺《しわ》や関節の痛いところにだけ集まって、身体を若返らせてくれるというようなことがあり得るだろうか。

コラーゲンにしても、サプリメントのそれは、たいていウシなどの骨や皮から取ったもので(人間から取ったコラーゲンだとコワイ)、ほかの動物のコラーゲンが、人間の結合組織で利用されることはない。

そのほかのサプリメント類も状況は変わらない。なのに効いたように思う人がいるのは、すべて先に書いた「プラセボ効果」である。

もし、ほんとうに効果があるのなら、きちんと厚労省の認可を得て、医薬品として販売すればいい。抗がん剤のところで見たように、厚労省の認可のハードルは決して高くない。製造元も、医薬品にしたほうが保険診療の対象になるので、必死で認可を得ようとしている。それでも認可がおりないのだから、いわば厚労省から「効かない」というお墨付きをもらっているのも同然だ。

ある企業の新聞広告は、「老化を、科学する」と銘打ち、学術論文風のグラフを載せ、「多くの大学と共同で研究を」などと、さも医学的な裏付けがあるように宣伝していた。ほんとうに効果が実証されるなら、医薬品として厚労省の認可を得てみろ！　と言いたくなる。

にもかかわらず、サプリメントが売れ続けているのは、幻想にだまされる人が多いからだ。私の母も膝の関節が悪く、座るたびに激痛に顔をしかめるほどなので、一時期、サプリメントを買っていた。効くかどうか聞いたら、「少し痛みがおさまるような気がする」と言っていた。人間は弱いもので、つらいときは何とか楽になる方法を見つけたい。そんな人の弱みにつけこむ商売は、悪徳以外の何ものでもない。

先日、ある会合でこんな話を聞いた。好感度抜群の女優やタレントを使って、頻繁にテレビでヒアルロン酸のCMを流しているX社が、まったく異業種の某企業に、身売りを持ちかけてきたというのだ。売り込みを受けた側の社長によれば、X社は自社製品が効かないことを承知していて、そのうち馬脚を現すので、今のうちに売り抜けようとしているのだろうとのことだった。

†「100%有効」な薬

アルツハイマー型認知症の薬として有名なアリセプトが100%効くと言えば、それこそウソだと言われるだろう。しかし、よく聞いてほしい。抗がん剤でも同じだが、医師が「効く」と言うときは、「治る」という意味ではない。

アリセプトの効能は、認知症状の「改善」ではなく、「進行抑制」である。だから、症状の進行が遅くなっていれば、「効いた」と言える。しかし、それはどうやって判定するのか。

患者からすれば、症状が改善しなければ、薬は効いたと思えないだろう。薬をのんでいるのに、症状が進んだら「効いていない」と医師に文句を言いたくなる。すると、医師はこう説明する。

「いいえ。薬は効いていますよ。のんでいなければ、もっと症状が進んだでしょうから」

この説明はオールマイティである。薬をのんでいない場合がわからないので、どんなに症状が進んでも、「のんでいなければ、もっと」と言えるからだ。かくして、この薬は「100％有効」と言いおおせる。

日本では長らく、認知症の薬はこのアリセプトしか認可されていなかった。だから、その使用は莫大な量にのぼっている。進行を遅くする薬なのに、行き着くところまでいった認知症の患者にも、多く処方されていた。ほかに薬がないので、ワラをもつかむ気持ちでのむのだ。

アリセプトは1999年に認可されたが、その直前（96年9月〜99年1月）に行われた治験では、アリセプトをのんだ患者116人中、症状が改善した人が20人いたが、悪化した人も20人いた。プラセボをのんだ患者112人は、改善した人が14人、悪化した人が48人。アリセプトをのんだほうが、悪化した人数が少ないということで、症状の進行を抑える薬ということになった。

しかし、これでほんとうに有効と言えるのだろうか。

製薬会社が採用している治験はほかにもあるが、服用のパターンを工夫して、なんとか効果があるように見せかけようとしている努力の跡が歴然としている。

私も高齢者医療の現場で、過去15年に300人ほどの認知症患者にこの薬を処方したが、進行が遅くなったと感じたのは1人だけだった。別に2人が認知症状が悪化したため、投薬を中止した（アリセプトには、興奮、不穏、幻覚などの副作用がある）。残りは効いたという感触ゼロ。

同じく進行を遅くすると謳《うた》う薬に、「脊髄小脳変性症《せきずいしょうのうへんせいしょう》」という病気に処方するセレジストがある。この病気は運動失調を主症状とする神経疾患で、難病中の難病である。

私は在宅医療で診ていた脊髄小脳変性症の患者に、「先生、この薬はいっこも効かん」と言われたことがある。そのとき、先のオールマイティの説明をしたが、患者は聞く耳を持たない怒りようで声を震わせた。

「こんな苦しいままじゃ耐えられん。早いこと死なせてくれ！」

認知症も脊髄小脳変性症も、今のところ症状を治す薬はない。患者や家族の苦しみ、悲しみ、不安は筆舌に尽くしがたいものがある。それを実際的な効果がほとんどない薬で、ごまかすようなことをしていいのだろうか。処方するたびに、私は自分の欺瞞《ぎまん》に今も忸怩《じくじ》たるものを感じる。

†なぜ薬に頼るのか

病気でつらい症状があったとき、それを治す薬があればありがたい。薬があってほしいと願う。いや、あるはずだと思い込む。だから、病院やクリニックに行く。しかし、どんな症状にも効く薬があるわけではない。

そんなとき、医師が「この症状に効く薬はありませんから、我慢してください」などと言うと、患者は「ダメな医者」と決めつけがちだ。だから、医師は無理をしてでも薬を出す（そのほうが儲かるし、患者に喜ばれるし、診察も手早く終わる）。

薬をもらうと患者は安心し、これで症状はよくなると思う。実際、よくなる場合も多いが、薬でよくなったのか、プラセボ効果でよくなったのかはわからない。

患者には、薬でよくなったと思い込みたい心理的背景がある。いい薬があると思えるほうが安心だからだ。

一般的な症状は、たいてい放っておけば自然に治る。しかし、薬をのむと、薬のおかげで治ったと思う人が多い。タイミング的にそうだと言う人もいるだろうが、プラセボ効果が加わっている可能性もある。

欧米の医療ジョークにこういうのがある。

「医学の父ヒポクラテス曰く、ペニシリンを用うれば、治癒《ちゆ》に48時間を要す。用いざれば、2日かかる」

それで人々はペニシリンを信頼するというのだ。

薬は病気になったときの守り神、苦しいときの神頼みの役割を果たしている。だから、みんな薬に頼る。実際に有効な薬も、必要な薬もあるが、そうでない薬があまりに多いのが今の日本である。そして、いずれの薬にも、多かれ少なかれ副作用はある。

まったく副作用のない薬もあると主張する人もいるかもしれないが、長い目で見て、必要性の低い薬には大きな副作用がある。自然な治癒力を弱めてしまうということだ。

身体は病気を治すために、さまざまな防衛機能と治癒機能を働かせている。薬がそれを肩代わりしてくれると、身体は機能を弱めてしまう。薬が助けてくれるなら、頑張る必要がないというわけだ。

ちょっとした感冒ですぐカゼ薬をのむ人は、自分で感冒に対する抵抗力を弱めているのも同然だ。症状が軽いうちに薬をのんだほうが、悪化が防げると思っている人もいるだろうが、そんなことを示す医学的なデータはない（すなわちＥＢＭではない）。

感冒薬は対症療法（症状を抑える薬）で、病気そのものを治す薬ではない。咳《せき》、鼻水、発熱などは、身体が感冒を治すために発揮している作用だから、抑え込むと逆に感冒が治りにくくなる危険もある。カゼ薬は早めになどというのは、製薬会社の営業戦略以外の何ものでもない。製薬会社も営利目的の民間企業だから、宣伝は当然のことである。消費者が眉にツバするしかない。

私自身はほとんど薬をのまないし、感冒のときもたいてい安静、保温、栄養補給で治す。ただし、これも私の個人的な考えで、決してＥＢＭではないので誤解なきように。

ＥＢＭにするためには、１０００人規模で人を集め、カゼ薬を安易にのむ人とのまない人にわけ、10年単位で経過を追わなければならないが、そんな実験は実際にはむずかしいだろう。感冒は何もしなくても治るのだから。

第2章

名医幻想

†だれもが求める名医

病気になったら、いい医師に診てもらいたい。だれもがそう思うだろう。

しかし、そもそもいい医師とは何か。

医療者から見たいい医師と、患者が思ういい医師には、大きな隔たりがある。医療者は優れた診断力を持ち、検査や手術の技術が確かな者を〝いい医師〟と見なすが、患者は往々にして、親切であったり、患者の希望通りの治療をしてくれる者を〝いい医師〟と思い込む。豊富な医学知識を持ち、治療の腕は抜群で、誤診や医療ミスはなく、最新の治療にも通じ、親切で優しく、患者の気持ちをよく理解し、話上手で聞き上手、仕事熱心でユーモアもあり、患者のためにはすべてをなげうち、いつでもどこでも診察に応じてくれる。もし、そんな医師をイメージしているなら、いい医師はあり得ない。

医師の評判を患者に聞くと、とんでもない医師を〝名医〟とあがめる人がいたり、どの病院でも通用する一流の医師を〝ヤブ医者〟と決めつけている人もいる。患者は基本的に自分の病気を治してくれた医師は〝名医〟だと信じ込み、病気が治らないと〝ヤブ医者〟と思ってしまう。口のうまいハッタリだけの医師が患者の人気を集めたり、医師から見てすばらしい知識と技術を持っているのに、口下手なせいで患者に不人気な医師がいたりする。とかく患者の医師の評価はブレやすい。

†ランキング本に頼るのは危ない

私くらいの年齢になると、年次の近い先輩や、同級生が名医のランキング本に登場する。さもありなんと納得することもあるが、「えーっ、なんでコイツが」と吃驚することもある。逆に、自他ともに認める優秀な医師が、取材不足やアピール不足で選に洩れていたりもする。

名医だけでなく病院のランキング本などもあるが、私から見れば、ああいう情報は少しでもいい医療を受けたいと思う人の心理につけ込んだ半悪徳商売のようにしか思えない。手術件数などの客観的なデータは数字としては信用できるかもしれないが、内実まではわからない。手術件数が多くても、手術死亡者数も多いかもしれず、件数が多いということは予約の待ち時間も長いということで、待っている間に手遅れになる危険性もある。がんの手術も、治療成績を上げるために患者を選ぶ病院にかかると、手術してもらえない場合もあり得る。

少しでもいい病院にかかりたい気持ちはわかるが、ランクの高い病院にかかれば助かる保証があるわけではない。評判のいい病院には研修医もたくさん集まるから、経験の少ない医師に手術される可能性も高い。仮に名医の手術を受けたとしても、名医とて常に最高のコンディションであるわけではなく、前夜に宴会があって二日酔いだとか、当日の朝に夫婦ゲンカをして苛《いら》ついているとか、感冒や下痢で調子が悪いなどということもある。それでなくても名医には患者が集まるから、慢性的に疲れが溜まっていて、集中力も保ちにくい。それなら、余力のある若手の医師のほうが安全ということも考えられる。

ランキング本が出る前は、医師や病院の評判はもっぱら口コミで広がった。それでは頼りないという人は、コネを使って少しでもいい医療を受けようとした。大企業の社長や政治家など、カネと権力を持つ人々が、教授や病院長の紹介と称して、優先的にベテランの手術を受けたり、ひどい場合は順番を飛ばして入院したりしていた。私が勤務していたさる公立病院でも、そういう紹介患者がときどきあった（今から30年ほど前の話）。当時、私は麻酔科にいて、いわば傍観者的立場だったが、そういう患者にかぎって手術がうまくいかなかったり、術後に合併症を引き起こしたりしたものだ。あるときなど、VIP患者の輸血で血液型をまちがえる事故があり、医師たちは顔面蒼白《そうはく》になっていた。

その一方で、コネもカネも使わず、ふつうに入院した人が、ふつうに退院していく。そういうのを見ながら、看護師たちと言い合ったものだ。「自分だけ得をしようと思うと、ロクなことはないね」と。

†「神の手」を持つ医師の医療ミス

よくテレビなどで〝「神の手」を持つ男〟などと医師を持ち上げる番組がある。だれが言い出したか知らないが、たとえ比喩的な意味にしても、「神の手」を持つ医師など存在しない。どちらかと言えば、いるのは「死神の手」を持つ医師だろう。

手術のうまい外科医はいるが、すべての患者の手術を成功させられる外科医はいないし、少なくともだれでも駆け出しのときには、うまくいかない手術もあったはずだ。

ああいう番組は、「神の手」を持つ医師がいてくれたらいいな、という世間の願望に応える形で捏造《ねつぞう》されるのだろう。

マスメディアで「神の手」を持つ医師と紹介されていた脳外科医が、2011年4月、医療ミスで訴えられた。37歳の女性が、右脳に腫瘍があるのに、まちがえて左脳の組織を切除され、全身麻痺になって10カ月後に死亡したのである。賠償請求金額は1億円。

のか。

「神の手」と称される医師にあるまじき、初歩的なミスである。なぜそんなことが起きた

この医師は日本各地の病院から手術を依頼される名医で、病院側は術前準備から開頭《かいとう》（頭蓋骨を開けて、脳を露出する）までをあらかじめやっておき、そこに登場して、腫瘍の摘出という山場だけをやるのが通例だった。はじめから自分で準備すれば、左右をまちがうなどというミスは起こりえないのに、こういう〝大名手術〟をやるから、重大なミスを犯してしまう。

断じて許せない、と批判することはたやすいが、それは医師を「神の手」と単純に持ち上げるテレビ番組と同じ浅はかさである。

なぜ名医がそんなミスを犯したのか。なぜ切除するとき、それが正常組織だとわからなかったのか。最低限、それくらいの疑問は持つべきだ。

新聞等ではまったく報じられなかったが、医療者向けの雑誌に当事者の医師本人の説明が載っていた。それによると、手術室に入ったとき、患者の体位が自分の指示通りになっておらず（右側臥位《がい》〔右を下にして横たわる状態〕と指示したのに、背臥位〔仰向け〕の半座位《はんざい》〔上半身を約45度あげた体位〕になっていた）、頭の後方からアプローチする予定だったのに、

前方に開頭してあった。すでに手術がはじまっていたので中止することもできず、ごく狭い場所から腫瘍にアプローチした。このとき、ふだんなら器具の位置を確かめるナビゲーションシステムを使うが、この病院にはそれがなかった。仕方なく手探りで腫瘍部分のある視床《ししょう》に到達したが、その部分は以前に生検したために変色していて、凝血塊《ぎょうけつかい》がついていて、それが腫瘍に見えたのだという。

もともとこの脳腫瘍の場合は、肉眼的に腫瘍と正常組織の見分けがつきにくい場合がある。そのため病変と反対側の健康な視床を摘出してしまったのだ。

患者側からすれば、すべては言い訳にしか聞こえないだろう。しかし、医師からすれば、不幸な偶然が重なったとも言える。同じ状況に立たされても、確実にミスを防げたと言える医師は、空想的な自信家を除けばほとんどいないだろう。〝大名手術〟をしなかったとか、ナビゲーションシステムを用意していればとか、いくつも事故を防ぐチャンスがあったのは事実だ。しかし、現場では、これで大丈夫かとすべてに確認をとっていたら、手術が先へ進めない。安全性を重視して、設備や器械がすべて揃わなければ手術しないというようなことになれば、手術できる件数は減り、患者は手術待ちの期間が延びてしまう。

人が死ぬと、世間はこぞって加害者を責める。弁解の余地があると思っている専門家がいても、ほとんど沈黙を守る。弁解すると自分までバッシングを受ける危険があるからだ。

　事故が起こってから批判するのはたやすいが、100%の安全を保証するのはきわめて困難であるのが、医療を含む人間の営為だ。明らかなうっかりミスや、手を抜いた事故なら厳しく批判されるべきだが、いくら注意していても、不幸な偶然は止めることができない。自分や自分の家族が医療を受けるときにも、私は常にその犠牲になるかもしれないという危機感を抱いている。医療者ならみなそのはずだ。

†『白い巨塔』の里見医師は名医か

　小説やドラマの世界では、ウソみたいな名医が山ほど登場する。フィクションだからウソで当然なのだが、世間に与える影響は小さくない。さすがにブラック・ジャックや、Dr.コトーのような医師が実在すると思う人はいないだろうが、実在しそうな名医もいる。その代表は、山崎豊子の小説『白い巨頭』に描かれた内科医の里見脩二《しゅうじ》だろう。

　里見は主人公の外科医、財前五郎の同級生で、ともに助教授だが、財前が権威主義で患者を軽視するのに対し、里見は常に患者を最優先に考える。里見が診察して、財前に手術を依頼した患者、佐々木庸平《ようへい》の容態が悪化すると、親身に佐々木の家族の相談に乗り、最後まで佐々木のために尽くそうとする。その姿はヒューマニズムに溢れ、正義感も強く、理想の名医のように描かれている。読者の多くも、こんな医師に巡り会いたいと思うことだろう。

しかし、小説はいい場面しか描かない。もし、実際に里見のような医師がいたら、おそらく評判はさんざんだろう。里見は決して佐々木専属の医師ではない。ほかにも受け持つ患者が大勢いるはずだ。あれだけ佐々木1人にかかり切りになっていたら、ほかの患者はほったらかしにならざるを得ない。診療に十分な時間をとってもらえない患者は当然、大ブーイングとなる。

さらに、いったん外科に紹介した患者の治療を、内科医があぁだこうだと言うのも実際には御法度だ。医療には不確定要素が強く、たとえばどの薬を使うかにしても、それで容態がよくなるかどうかは、やってみないとわからない。内科にふたたび転科させてから治療するならまだしも、外科に依頼したままで、治療方針に口出しするのは、医療的にも責任的にも問題がある。読者は里見を「善」として読むので、里見の治療方針が正しいように思うが、現実ではどうなるかわからない。自分の信念や正義感だけで、あれこれ治療に関わろうとする医師がいたら、それは迷惑以外の何ものでもない。

私も医学生のころは里見のような医師に憧れたが、医師としての経験を積むに従い、性格は悪くても手術の腕が抜群の財前のほうが、はるかに医師として評価に値すると思うようになった。

医師は〝ノーブレス〟ではない

〝ノーブレス・オブリージュ〟という言葉がある。「高貴なる者の義務」などと訳されるが、貴族など高い地位にある者は、社会のために果たすべき義務が多いという意味である。なぜなら、社会のおかげでふだん裕福な生活ができているのだから。実例として、貴族制度のあったイギリスで、第一次世界大戦の戦死者に、貴族の子弟が多かったことなどがあげられる。

この言葉は医師にもよく当てはめられる。医師は収入が多く、世間的にも尊敬される〝高貴なる者〟なのだから、患者のためには昼夜を問わず診療に当たり、ときには私生活を犠牲にしてでも患者の治療を優先すべきであるというわけだ。

たしかにひとむかし前までは、自らに〝ノーブレス・オブリージュ〟を課し、謹厳実直に医療にいそしんでいた名医も多かった。しかし、今の医師にそれを求められるだろうか。

医師の収入はたしかにほかの職業に比べると多いほうに入るだろう。しかし、勤務医の年収は決して高くはなく、たとえば50代なら企業や銀行、マスメディアの重役などにはとても及ばない者が多い。私の周囲を見まわしても、マンション暮らしで車は古い国産車、子どもの教育費を捻出するためにアルバイトをしたり、食費を節約している者もいる。開業医とて、一部の成功者を除くと、初期投資の回収に苦労し、検査機器のリースや人件費、学会出張や医師会費に小遣いを削減されている者もいる。

その一方で、大学病院の医師などは、外来診察は午前の診療が夕方までかかり、昼食をとるひまもなく、患者の診察以外に、家族説明、紹介状や診断書、役所や保険会社の書類書き、さらには、学会の準備、後進の指導、クレーマー対策から、セクハラ、医療事故、病院運営、薬剤管理、患者の権利保障、厚労省に求められる情報開示、当直、緊急手術、重症管理、研究、治療開発など、プライベートな時間どころか、まともに休息する時間もない激務を強いられている者も少なくない。

その上、最近は患者の消費者意識が高まり、「カネを払っているのだからサービスしろ」と〝お客さま目線〟で要求する患者や、「待ち時間が長い」だの、「医者の態度が悪い」だの、「注射が痛い」だの、「つききりで治療してくれない」だの、文句の多い患者が増え、新聞雑誌に目を向ければ、医療ミス、医療事故、病院のたらい回し、安全管理不足、隠蔽《いんぺい》体質、権威主義、患者差別、無神経、横柄《おうへい》などと批判されるばかりで、苦労して助けた患者や、たいへんな思いで診療に打ち込む姿が報じられることはめったにない。そんな状態で、医師は自分たちを〝ノーブレス〟だなどとは、とても実感できない。

もう少し時間的、経済的、精神的な余裕を持つことができ、平生から世間の敬意が得られれば、医師も少しは自覚し、〝オブリージュ〟を果たす名医も増えるだろうが、今はそれも幻想に近い。

†医師会の〝色〟と〝欲〟

とはいえ、実際、内面が〝ノーブレス〟に値する医師はどれだけいるだろう。医師が常に患者のために尽くし、世間の要求に応えるための努力を重ね、節度と品位を守っていれば、自ずと敬意と厚遇は得られるだろう。そうでない医師が多いから、世間は医師を批判し、さらなる要求を突きつけるのではないか。

ある雑誌の記者によれば、医師がしっかり責務さえ果たしてくれれば、世間は医師を厚遇するにやぶさかでないという。一方、医師は見合った厚遇さえ得られれば、いくらでも責務を果たすと考えている。すなわち、ニワトリと卵の関係だ。

かつては医師は十分な待遇と尊敬を得ていた。それが徐々に失われた背景には、医師自身の問題と、時代の流れがある。

医師自身の問題としては、精神的、経済的堕落を考えずにはおれない。私とて偉そうなことは言えないが、さまざまな意味で医師の堕落が世間の不評を買っていることはまちがいない。

私は何度か医師会の講演に呼ばれたが、懇親会の席では驚くような光景を目の当たりにした。医師会の集まりなら、医療情報の交換や、診療の苦労話などが出るのかと思いきや、酒、女、グルメ、利殖などの話題で盛り上がり、医療のことなど眼中にないという感じの医師が少なからずいた。講演の質疑応答で、「医師の年収は最低でも3000万程度が妥当だと思うが、どうか」と、聞かれたこともある。そんな実態を見れば、とても世間の尊敬は得られないだろうし、医師としての責務をどれだけ果たしているのかと首を傾げたくもなる。

こういうことを書くと、医師会は強欲で俗悪な医師の集まりだと思う人がいるかもしれないが、それも医療に対するある種の幻想である（実際より悪く思うという意味で、〝逆幻想〟と呼べるだろう)。ひんしゅくを買う医師はごく一部で、慎ましやかで勉強熱心な医師のほうがはるかに多い。郡市医師会の幹部で、真剣に地域医療を考えている人もたくさんいるし、日本医師会で日本全体の医療状況の向上に地道な努力を続けている医師も私は複数知っている。そういう医師の活動はなかなか世間に伝わらず、破廉恥《はれんち》な医師の乱行ばかりが過大に喧伝されて、全体を貶《おとし》めているのが現状だ。

堕落した医師が存在できるのは、そんな医師にも患者がいるからだろう。患者がこの医師はきちんと医療に取り組んでいるか、あるいは金儲けと遊びのことばかり考えているかをしっかり見分ける目を持てば、堕落した医師は自然と淘汰される。患者に医師を見分ける目を持てというのは酷かもしれないが、診察を希望する患者がいるかぎり、医師は自己の正当性を主張できる。

時代の流れによる背景は、医師に対する世間の期待値が上がりすぎたため、医師がそれに応えられなくなったことや、大学病院の独立法人化や公立病院の赤字経営是正など、医療に対する経済的監視が強まったことがあげられる。医師への謝礼の減少や、公立の大学や医療機関の医師の副業制限も、医師を経済的不利に追い込んだ。

医師は世間が思っているほど高報酬ではない。にもかかわらず、医師になるには多大の努力と経費が必要である。そんな状況で、世間が期待するような〝名医〟が育つ可能性は低いと言わざるを得ない。

†医者の「看板」は信用できない

むかしは医療が単純だったので、開業医の看板も簡単だった。今は医学が進歩したため、専門性が高まり、細分化された。だから単なる腹痛でも、内科に行けばいいのか、消化器科がいいのか、はたまた胃腸科がいいのかと悩むことになる。

多くの人は、医師は自分の専門分野の看板をあげていると思っているかもしれないが、そうではない。自由標榜《ひょうぼう》制度といって、医師は何科の看板をあげるのも自由だから、専門以外の看板をあげている者も少なくない。

たとえば、私の通勤する駅にも、「内科・呼吸器科・循環器科・消化器科・小児科・東洋医学・禁煙外来・在宅診療」と書いた看板があり、子どもから高齢者、洋の東西を問わず、在宅から生活習慣病まで何でもござれというようなクリニックがある。このような医師を、何でも診療する凄腕の名医だなどと思ってはいけない。専門性を習得するには時間がかかるので、これだけ科目をあげているということは、どの分野にも専門性はないと公表しているのと同じである。

医師が開業するとき、どんな看板をあげるかは重大な問題だ。自分の専門分野だけで経営が成り立つ医師はいいが、そうでない医師はできるだけ患者が集まりそうな看板をあげなければならない。むかしは「内科・小児科」という看板をよく見かけたが、それは内科医が子どもの患者を集めるための〝ついで小児科〟が多かった。中には両科に造詣の深い医師もいたかもしれないが、ほんとうに小児科を専門にした医師は、たいてい「小児科」の看板をあげる。

「内科・皮膚科」という看板もよくあるが、これはアトピーの患者を当て込んだ〝ついで皮膚科〟が多く、花粉症を当て込んだ医者は「内科・アレルギー科」という看板をよくあげる。花粉症は耳鼻科が専門だが、「耳鼻科」の看板をあげると中耳炎なども診なければならなくなるので、自粛するのだろう。

はじめから開業を考えている医師は、病院勤務の間も広く浅く修練を積み、それなりの守備範囲を確保するが、病院で専門医として働いていた医師が、何らかの事情で開業する場合は危ない。たとえば、心臓外科の専門医が開業するとき、そのまま「心臓外科」と看板をあげても患者は来ない。そこで「一般外科」などと書いて間口を広げる。しかし、何年も心臓の手術しかしてこなかった医者が、同じ外科でも胃がんや胆石《たんせき》や痔を適切に診断、治療できるものだろうか。

私の知人で、放射線科医なのに内科で開業し、自分が心療内科の患者として治療を受け、これくらいなら自分でもできるとばかりに、クリニックに心療内科の看板をあげた医師がいた（幸い、すぐに閉院になった）。あきれるような話だが、医師法上は問題にならない。医師の自由標榜制度は、いわば医師の性善説に基づくもので、医師なら腕に覚えのない科の看板などあげるわけはないと思われていたのだろう。ヨミが甘いと言わざるを得ない。

厚労省は２００７年に、38ある診療科名を20程度に減らそうとしたが、削減される科の学会から反発が出て見送られた。同省はその翌年、省令・政令を改正して、主たる診療科名は原則２つ以内にすることが望ましいとしたが、その望みが叶えられる気配はほとんどない。

麻酔科だけは早くから「標榜医制度」というものを設け、一定の専門的な経験をしなければ「麻酔科」の看板をあげられないようにしていた。それに倣《なら》えば、ほかの科にも「標榜医制度」は導入できるはずだ。しかし、例によって、賑やかな看板をあげている開業医を守るために、日本医師会は猛反対するだろう。

開業医がいろいろな看板をあげるのは、ある意味、当然である。少しでも多くの患者に来てもらいたいと思うのは、経営面から当然のことである。そうであれば、患者の側で判断せざるを得ない。見分け方は簡単だ。看板に少ない科目しか書いていない医師は、自信があるということである。

†石を投げれば専門医に当たる

医者の肩書きには、「医学博士」「認定医」「専門医」などがある。それが名医の証のように思っている人も多いのではないか。

医学博士は大学の医学部で研究し、博士論文を提出して、審査に合格した者に与えられる。診療よりも医学研究に関する称号だから、名医であるかどうかの目安にはならない。

かつては国公立大の医学部を出た者は、後期研修を終えたあと、ほとんどが大学にもどって研究をし、この称号を得ていた（私は取得していない）。だから、ほかの学部と異なり、医学部には博士がごろごろいて、「博士号は足の裏の飯粒と同じ」などと揶揄されていた。取らなければ気持ち悪いが、取っても食えないという意味だ。

認定医は、医学の各学会が「高度の知識と技量と経験を持つ」と認定した医師のことだが、「高度の」について統一された基準はない。学会が独自に決めており、具体的には研修指定病院での勤務年数や、指定の学会への参加回数に、筆記、実技試験が課せられることが多い。

専門医は、認定医よりさらに高度の知識、技量、経験を持つ医師で、5年以上の専門研修を受け、資格審査と試験に合格した医者である。資格審査と試験は、やはりそれぞれの学会が独自に行う。

認定医も専門医も、もちろん専門性の証にはなるが、それが名医の証になるかというと微妙である。基準が各学会任せなので、質にばらつきがあったり、信頼性に問題があったりするからだ。

一般に、ただの医者より専門医のほうが偉いと思われているので、学会員はその肩書きをほしがる。だから、学会は会員を集めるために、専門医の資格基準をあまり厳しくできない。所属しても肩書きがもらえないなら、学会に入るメリットが少ないからだ。それで会員の9割が専門医などという学会もあり、認定が甘いのではという指摘もある。

手元の資料によると、現在、専門医の資格を認定している学会は80団体。専門医の総数は、２０１１年８月で約27万６７００人。医師総数は約28万６７００人なので、単純計算では96%以上の医者が専門医ということになる。複数の肩書きを持つ者も多いとはいえ、最低でも医師免許取得後5年以内の医者には専門医はいないので、ある程度の経験を持つ医師は、ほとんどが専門医の肩書きを持っていることになる。

実際、私の同級生や知人の医者を見ても、みんな何かしらの専門医である。威張《いば》るわけではないが、私のように何の肩書きも持たない医者のほうが希有な存在だ。

もし専門医を名医というなら、ほとんどの医者が名医となって、〝名医〟は単に医者の別称となり、言葉の意味を失ってしまう。

†医師が求めるもの vs 患者が求めるもの

患者が医療に求めるもの、それは、まず第一に病気を治してもらうことだろう。万一、病気が治らなくても、患者の気持ちを理解し、安心させてくれる温かい医療を求めるはずだ。

しかし、医師が医療に求めるものは、必ずしも患者を治すことではない。患者の命を救いたいという純粋な気持ちで医療を続ける医師もゼロではないが、少なくとも多数派ではない。それは日本の医師の育成過程を見ればわかる。

むかしから医学部の受験はむずかしいと相場が決まっており、私が入学したころはまだのんびりしていたが、今はちがう。以前は、必死に勉強するのはせいぜい高校入学後からだったが、今は小学生のころから塾や予備校に行かされ、遊ぶひまもなく勉強させられる。もともと頭のいい子たちも、うかうかしていると下の子に抜かれるので、必死に勉強せざるを得ない。かくして今の医学生は、子どもらしい成育過程を十分に経ず、医師のタマゴとなる。

他人の気持ちを思いやり、痛みを知り、お互いのコミュニケーションを図るためには、クラブ活動や友だちづきあい、恋愛や読書、旅行など、勉強以外の時間が必要なはずだ。今の医学部受験生にはそんなことをしているひまはない。子どものときから、常に勉強。そんないびつなエリートたちに、人間味溢れる医師になれというのは、少々望みが高すぎるのではないか。

苦労して勉強するのは何のためか。他人である患者を助けるためか。否。賢い子どもたちはそんなふうには思わない。すべて自分のためである。自分が偉くなるため、自分の研究が評価されるため、あるいは自分が豊かな生活をするために、刻苦《こっく》勉励《べんれい》するのである。

だから、大学病院などエリート医師の集まる病院では、研究が重視され、悲しいことだが患者の治療は一段低く見られる傾向がある。

外科では手術の技術が評価されるので、腕を磨くことに懸命になる医師も多い。しかし、それも自分のためで、患者のためではない。私はある心臓外科医が、むずかしい手術で患者を死なせたとき、「よし、次の患者は絶対に助けるぞ」と気合いを入れていたのを見てあきれたことがある。前向きといえば前向きだが、あんたが今死なせた患者はどうなのよと思わずツッコミたくなる。

開業医は患者が来なければ経営が成り立たないので、結果的に人当たりのよい医師になっている場合も多い。しかし、ほんとうに患者思いのよい医師になっているとはかぎらない。よい医師のふりをして、せっせと蓄財に励む者もいる。その見分け方は、患者に不要な医療をするかしないか。ほんとうによい医師は、無用の検査はしないし、いらない薬はできるだけ減らす。演技のうまい医師は、「念のために」とか「安心だから」とか、患者を思いやるようなことを言いながら、無駄な検査や治療をする。しかし、患者にはその見分けはつきにくいだろう。

†意味のない骨粗鬆症の治療

たとえば、高齢者で骨粗鬆症《こつそしょう》の薬や注射を受けている人は少なくないが、実際にはほとんどが無駄な治療である。

骨粗鬆症は、「骨《こつ》密度」、すなわち骨のカルシウム分が減って、骨がスカスカになる状態だが、骨密度は老化すればだれでも低下する。だから、骨粗鬆症は病気ではなく、ありふれた老化現象だという見方もある。

今の基準では、70歳を超えた女性は約半数、男性は5人に1人が骨粗鬆症の範囲に入っているから、基準が厳しすぎる。2〜5人に1人なら十分ふつうの範囲で、異常と言うほうが異常である。

骨粗鬆症の治療は、注射や飲み薬などさまざまあるが、いずれも実際的な意味はあまりない。多少、骨密度が回復しても、それくらいでは骨が強くなったとは言えないからだ。

骨粗鬆症がなぜ困るかといえば、転倒したときに大腿骨頸部《だいたいこつけいぶ》や脊椎《せきつい》を骨折しやすくなるからである。骨粗鬆症の高齢者は、少しくらい骨密度が上がっても、骨折しやすいことに変わりはない。つまり、医学的には効果があっても（骨密度が増えても）、実生活には意味はないということだ。

それを知りながら漫然と骨粗鬆症の治療を続ける医師は、私には患者の不安につけ込む金儲け医者としか思えない。

いや、そんな強欲な医師ばかりではないだろう。やむにやまれずという医師もいる。私自身、かつて老人デイケアのクリニックに勤務していたとき、似たようなことをやっていた。骨密度を簡易に測定できる装置で、デイケアの参加者を順に検査するのだ。案の定、基準値以下の人が続出し、私はそのほとんどに骨粗鬆症の薬を処方した。クリニックの収益を上げるためである。

当時、私は院長ではなかったが、それに近い立場だった。クリニックの収益は、医師である私の診療からしか入って来ない。月の後半になると、事務長が来て、リースの超音波診断装置は、月何人以上使わないと赤字なのに今月はまだ足りないとか、使用期限が迫っている薬があるから早く使ってくれとか、収益の多い血液検査が今月は少ないなどと言う。

私自身、給与をもらい、看護師や事務職員の給与分を稼ぎ、クリニックの光熱費、その他の経費も稼ぎ出さないといけないことを考えると、きれい事ばかりは言っていられない。クリニックの事情に合わせて、検査をしたり、許される範囲で処方に手を加えたりもした。骨粗鬆症の検査と投薬も、そんな収益確保の一環だった。

患者にすれば、特に症状もないのに、「骨が弱っていると心配ですから」などとおためごかしのことを言われ、検査を受けさせられて、病名をつけられ、実際にはほとんど意味のない薬をのまされるのだから、誠に迷惑な話だったろう。

雇われの身でもそんな状況なのに、自分で多額の借金を抱えて開業した医師なら、ミもフタもなく稼ぐというのは当然のことである。

いくら医療幻想が広がっているとはいえ、自分のクリニックがつぶれても意味のない医療は絶対しないという医師がいるなどとは、さすがの世間も思っていないだろう。

†後医は名医

医師の世界には、「後医は名医」という言葉がある。病気の初期には症状がはっきりしなくて診断をつけにくいが、病気が進むと典型的な症状が出て診断しやすくなるので、あとで診察した医師のほうが名医と思われやすいという意味である。

知人の高齢の父親が、まっすぐに歩けなくなり、しゃべり方がおかしくなったとき、あちこちの病院に行ったが、診断がつかないと悩んでいた。大学病院などにも行ったが、はっきりしたことがわからない。原因がわからず、病名もわからないので、知人は不安で仕方なかったようだ。それが脳神経科の専門病院に行くと、即座に診断がついた。脊髄小脳変性症だという。さすがは専門病院だと知人は大いに感心していたが、これなども「後医は名医」の典型である。

私もはじめに症状を聞いたときにはよくわからなかったが、診断がついたときには、脊髄小脳変性症に特有の症状がメインになっていた。だから、はじめに診察した医師らに同情した。

この誤解で、逆に恩恵を蒙《こうむ》ったこともある。私はかつて外務省の医務官という仕事で、オーストリアの日本大使館に勤務していたが、たまたま〝後医〟になったのである。大使館の医務官とは、いわば保健室の医者で、ふだん館員や家族の診療と健康管理をする。ルーマニアの大使館にも医務官がいて、この医師はあまり評判がよくなかった。館員の健康より、自分の休暇のことばかり考えていたからだ。

その医務官が休暇旅行に出る直前に、ある館員が体調をくずして医務室を受診した。医務官は感冒と診断して、薬を出し、旅行に出かけた。そのあとで、館員に黄疸《おうだん》が出た。急性肝炎である。連絡を受けた私は、すぐさま館員をウィーンに呼び、病院に入院させた。

このことで、ルーマニアの医務官は重大な病気を見落としたと批判され、逆に私は的確な診断で重症化を防いだと評価された。急性肝炎の初発症状は感冒によく似ている。しかし、すべての感冒の患者に急性肝炎を疑うわけにはいかない。ルーマニアの医務官も、もう少し休暇の予定が遅ければ、簡単に診断できただろう。しかし、日ごろの評判もあって、私がいくらタイミングの問題だと説明しても、ルーマニアの館員たちは納得しなかった。

一般の人は潜在的に名医を求めている。名医がいると安心だから。しかし、現実にはイメージ通りの名医など存在しない。いるのは、うっかりミスや勘ちがいを避けられない人間らしい医師だけである。

第３章

診断幻想

†診断がつけば安心という幻想

前章の最後に書いた父親が脊髄小脳変性症になった知人は、診断がついてほっとしたようだったが、その後の経過を聞くと、父親の症状はまったく改善していなかった。病気が治らないなら、診断がついても意味がないと思うが、知人には何の病気かわからないことが大きなストレスだったようだ。

診断がつけば安心するというのも、医療に対する幻想のひとつである。正しい診断は正しい治療の第一歩だが、それで治癒するという保証はないからだ。

医師は患者を診察し、検査をするが、症状は診断をつけるために重要なヒントなので、潜在的に医師は症状を消したがらない。一方、患者は早く症状を消してほしいと思っている。苦痛が強ければ当然のことだ。そういう場合は、医師もとりあえず症状を抑える治療をする。それを対症《たいしよう》療法という。痛み止め、吐き気止め、下剤、下痢止め、解熱剤などである。

それとは別に、細菌感染に対する抗生剤や、がんの切除手術、脱水症に対する点滴などは、病気そのものに対する治療なので、根本的治療という。対症療法は単に症状を抑えるだけなので、医師はできれば根本的治療をしたいと考えている。しかし、症状を抑えているうちに、病気が自然に治ってしまうこともままあるので、一般の人は対症療法も立派な治療と考えている。

多くの患者は、診断がつかないと不安で、早く病名がわかってほしいと思うだろう。診断がつけば、治療がはじまると思っているからだ。しかし、それも根拠のない思い込みで、診断がついても治療ができない場合はいくらでもある。難病や不治の病がそうだ。治療のできない病気でも、そうと知らないうちはまだしも希望が持てる。だから、場合によっては下手に診断がつくより、診断が決まらない間のほうがましということもある。

†専門用語が作り出す幻想

診断がつくと安心することの背景には、専門用語の持つ〝魔力〟がある。

日本人は専門用語や横文字に弱い。テレビ番組などを見ていても、専門家が登場してそれらしい用語を使うと、たいてい、「ほう、そうなんですか」と受け入れる。詳しく意味を問わないのは、自分で深く考える習慣がないことと、みんながわかったふりをしているときに、ひとりだけ質問するのは和を乱すという農耕民族的習性によるものだろう。専門用語というだけで信頼されやすいのは、権威主義が浸透しているせいもある。

横文字に弱いのは、欧米コンプレックスの名残だろうが、健康市場にそれがあふれているのを見ると、明らかに業界はそのコンプレックスにつけこんでいる。ポリフェノール、プロポリス、コンドロイチン、グルコサミンなど、効くはずもない物質が、専門用語っぽい横文字で多くの人を惑わしている。

一方、専門用語は、難解な漢語で人の目をくらませるようなものが多く、平易に言い換えればどうということのないものも少なくない。たとえば「本態《ほんたい》性高血圧」という病名があるが、これはわかりやすくいえば、「原因がわからない高血圧」という意味である。しかし、医師からそう告げられると、そうか、自分はそういう病気なのかと納得してしまう。「原因はわかりません」と言われて納得するのもおかしな話だが、専門用語の〝権威〟がその滑稽さを覆い隠す。

ちなみに、高血圧には「二次性高血圧症」という分類もあり、これは腎臓が悪いとか、血圧を上げるホルモンが出過ぎているとか、ほかの病気があって二次的に高血圧になっているものを指す。だから、当然、もとの病気を治療すれば高血圧も治る。理にかなった治療だが、本態性高血圧のほうは、原因がわからないのだから、いろいろある降圧剤を順に使ってみるしか仕方がない。言葉は悪いが、当てずっぽうも同然である。そして、本態性高血圧症は、高血圧全体の9割を占める。つまり、医師がしかつめらしい顔で投与している降圧剤のほとんどが、実は当てずっぽうに近いということだ。しかも、その当てずっぽうは無作為ではなく、医師の個人的な好みや、製薬会社の宣伝および接待攻勢に大きく影響されている。

†基準値を下げて造られる患者

診断とは、ある種の線引きである。人間が基準値を決めて、正常と異常を分けている。だから基準値が変われば、それまで正常だった人が病気になったりする。

その好例が高血圧だ。私が医師になった1981年当時は、収縮期血圧が160ミリHg以上、拡張期血圧が90以上が高血圧の診断基準だった。ところがこれが年々下方修正され、今や収縮期血圧は140以上が高血圧と判定されている。

その背景は何か。だれもが考えることだが、降圧剤を売る製薬会社が、基準を決める学会にさまざまな影響を及ぼしたのではないかということだ。そうでなければ、病気の基準がそんなに変わるのはおかしい。

マスコミでもそのような論調が見られたため、日本高血圧学会は2012年7月、「高血圧に関する最近の誤った認識に基づく記事について」という反論を公表した。それによると、診断基準は国内外の科学的論文をエビデンス（根拠）として、総合的な判断で作成されたものであり、時代遅れにならないよう数年ごとに改訂しているとある。しかし、その改訂がなぜ下方修正ばかりなのかは、説明されていない。低い血圧でも脳血管障害や心筋梗塞《こうそく》が増えてきたというのならわかるが、そういうデータも示されていない。単に、より安全面に配慮したということだろう。

その善意の仮面の裏には、製薬会社の影が見え隠れする。読売新聞の記事によれば、04年に発表された「高血圧治療ガイドライン」に関わった委員9人全員が、製薬会社から計8億2000万円の寄付を受け取っていたらしい。同様に、07年の「動脈硬化疾患《しっかん》予防ガイドライン」に関わった4人の委員いずれにも、3年間で計6億円の寄付が行われた。知人の専門医によれば、製薬会社主催のセミナー、講演会、原稿依頼、寄付など、さまざまなアプローチがあるという。基準値が下がれば、患者が増え、薬の使用量も増える。基準値を厳しくすることは、患者の安全につながるという大義名分も立つ。

コレステロールの正常値も、私が医学生だった1980年には250㎎／dlが基準値だったが、その後、どんどん下方修正され、220にまで下がった。アメリカでは240が上限で、それを220にすることで、裾野《すその》が広がり、患者数は一挙に2倍に増えるといわれる。開業医と製薬会社の喜ぶ顔が目に浮かぶようだ。

ところがついつい基準値を下げすぎたようで、別の調査では、コレステロールは240〜280が総死亡率がもっとも低いという結果が出て、今も基準値が議論されている。

メタボ健診として一部で失笑を買っている「特定健診・特定保健指導」の基準も、異様なほど厳しい。血圧は収縮期130以上、拡張期85以上と高血圧学会より低く、糖尿病の指標であるヘモグロビンA1cに至っては、国際標準値が6・5%なのに、5・2%以上を異常としている。中性脂肪の150mg／dlも、外食の多い中高年ならほとんどが引っかかる基準値だ。これらの基準値を決めた国公立大学の研究者11人全員に、製薬会社から計約14億円の寄付があったという。

私は何も製薬会社だけを批判しているのではない。製薬会社が医療に不可欠の役割を果たしているのは明らかだし、医学研究には公的な研究費だけではとても足りず、企業からの寄付が不可欠である現状もある。

さらに、製薬会社は薬が売れなければ経営が成り立たない側面を持ち、そのためさまざまな営業努力をするのは当然のことである。より安全な状況を目指すことは、世間のためにもなる。しかし、それが行きすぎると、健康不安を煽り、過剰医療へと進み、国には無駄な医療費、世間には不要な煩《わずら》いを強いることになる。製薬会社も営利企業であるかぎり、自粛を求めるにも限界がある。だから、消費者の側がしっかり考え、事実を見極める目を持つ必要がある。

しかし、企業は思う以上にしたたかである。一例をあげるなら、血圧が130を超えたら血圧が高めだというCMのずるさ。日本高血圧学会はたしかに血圧130から140は正常高値(すなわち高め)と分類している。ただし、その値は「持続的に」という意味である。ところが、CMはそれを言わない。うっかり聞いていると、一度でも130を超えたら血圧高めだと言われているような気になる。それで不安になって、宣伝される商品に手を伸ばす。CMはウソを言っているわけではないが、事実のすべてを言っているわけでもないことを、心に留めるべきだろう。

†ひとくちに「がん」というけれど

がんの診断はシロかクロか、どうやって見極めるかご存じだろうか。リトマス試験紙のように赤ならがん、青なら良性と判断しているわけではない。

がんの診断は、病理検査によって決められる。細胞を顕微鏡で見て、正常細胞か、がん細胞かを判別するのだ。

がん細胞は形がいびつだったり、サイズが異常だったり、核が大きすぎたり、位置が偏っていたりする。そのすべてがそろっていたらすぐがんと診断できるが、実際の細胞は必ずしもそうではない。形は正常だが、核だけが大きかったり、核は正常だけれど、形がいびつだったりする。形も核もほぼ正常だが、全体にどこか変という場合もある。

形がいびつだとか、核が大きいというのは、あくまで病理医の主観であって、基準値に規定があるわけではない。いわば人相《にんそう》判断と同じである。その証拠に、病理医は「この細胞の顔つきは」などとよく言う。

臓器によって分類のちがいはあるが、がんの診断はグレーゾーンがあるので、5段階に分けられる。クラスとかグループとか呼ばれるが、たとえば大腸ポリープでは次のようになる。

・グループ1＝完全な良性

・グループ2＝良性の可能性が高い
・グループ3＝要経過観察
・グループ4＝悪性の可能性が高い
・グループ5＝完全な悪性（がん）
子宮がんの診断ではさらに細かく分類される（パパニコロウのクラス分類）
・クラスⅠ　＝異形細胞を認めない（異型細胞とは正常でない細胞のこと）
・クラスⅡ　＝異形細胞を認めるが良性
・クラスⅢａ＝悪性を少し疑う（軽度〜中等度異形成）
・クラスⅢｂ＝悪性をかなり疑う（高度異形成）
・クラスⅣ　＝きわめて強く悪性を疑う
・クラスⅤ　＝悪性

可能性がどうのこうのとか、少しとか、かなりとか、あまりにあいまいではなかろうか。病理医の性格やその日の気分でも変わりかねないと思えるほどだ。

さらには、はっきりがんと診断されても、それが命取りになるのかどうかはわからない。

がんが怖いのは転移するからだが、病理検査だけでは転移するかどうかわからない。病理所見ではまぎれもないがんだが、転移しないがん。『患者よ、がんと闘うな』などの著作で知られる慶應大学医学部放射線科の近藤誠氏が提唱した〝がんもどき〟がそれである。私も実際、がんと診断されてから、放置していながら何年も転移しないがん患者を3例経験している。たった3例と思うかもしれないが、がんはほぼすべての患者が見つかり次第手術するので、放置する例そのものが少ない。

〝がんもどき〟の存在は未だ医学的には実証されていないが、否定もされていない。がんにはまだまだわからないことが多く、今後、診断技術が進歩すれば、がんの診断も大きく変わるだろう。だから、今の診断を信用しすぎると、無駄な煩いを抱えることになりかねない。

たしかなことは、何と診断されようと、助かる者は助かるし、死ぬ者は死ぬということだ。さらに言えば、がんでなくてもいずれはみんな死ぬ。

†10年で倍増した認知症の怪

がんと並んで怖れられるのは、認知症だろう。将来、自分が認知症になることを、極度に嫌がる人は少なくない。

２０１２年8月、厚労省は認知症の患者数が３０５万人に達したと発表した。２００２年の１４９万人から10年で倍増したという。

なぜそんなに患者が増えたのか。医学が進歩していい治療法が開発されれば、患者数は減るのが当たり前だろう。10年で倍増するなんて、まるで強烈な感染力を持つ伝染病のようではないか。

新聞によると、患者数が倍増した背景には、高齢化の進行と、認知症の啓発が進み、新たに診断される人が増えたことがあるらしい。たしかに認知症の〝啓発〟は進んでいる。進めているのは、認知症の薬を販売している製薬会社だ。しかし、治りもしない病気を、ことさら早期発見して、医療のベルトコンベアに載せることが、果たして患者の利益になっているのか。

身内に認知症の患者を抱える家族の苦労や不安は、実際、深刻で重い。私も知人などからよく相談を受けるが、同情に堪えないものが多い。しかし、話をよく聞くと、基準が厳しすぎるために生じる悩みや心配も少なくない。高齢になっても、元気でしっかりしているのが当たり前という思い込みが、現実を不幸で恐ろしいものにすり替えている。

認知症の診断基準には、「抽象思考の障害」とか、「判断の障害」という項目があるが、そんなものは認知症でなくても、年をとれば（いや、若くても）ふつうに起こることだ。テレビのバラエティ番組を見て笑い転げている若者に、「抽象的思考」がどれだけできるだろう。

日本神経学会のガイドラインには、細かな規定があるが、いくら専門医が診ても、自然な老化現象としての脳機能の低下と、認知症によるそれとは、厳密には区別できない。そもそも認知症患者はたいてい高齢なので、当然、老化現象が加わっている。そのどこまでが老化で、どこからが認知症か見極めがつくはずがない。症状には認知症になる前の性格も影響するし、介護環境、人間関係、知的背景などの要素も大きく関わる。薬で治すことを期待するより、周囲の環境を整えるほうが、よほど好ましい結果につながる場合もある。

2012年の厚労省の発表では、65歳以上の10人に1人は認知症患者という結果だが、そんなにありふれているのなら、認知症もまた自然な老化現象のひとつではないのか。背中が曲がるとか、足腰が弱るとかと同じように、脳も弱るのだから。

老化は人それぞれなのに、元気な人を基準にするから、悩みや嘆きが深くなる。年をとればいろんなことが起きて当然と考えておけば、多少、物忘れがひどくなったり、おかしなことを言い出したりしても、どうってことはない。極端な問題行動がなければ、ある程度の認知症は自然な老化現象として穏やかに受け入れるほうがどれだけ心安らかか。

早期発見が大事などという〝啓発〟は、認知症のプレッシャーを高め、恐怖心を煽り、よけいに患者を増やしているだけである（それが〝啓発〟の真の目的かもしれないが）。

†〝治る認知症〟とは

認知症は老化現象であるから治らない。認知症の薬も、第1章で述べた通り、病気を治す薬ではない。しかし、多くの人は、認知症も治るかもしれないという幻想を抱かされている。

認知症患者を抱えた家族の悲しみや嘆きが深いことは、先にも書いた。希望が必要であることも重々承知している。だが、その希望はウソでもいいのか。エセ宗教のように人をだますものでもいいのか。

先日もある新聞に、認知症の男性が治療を受けて回復したような記事が出ていた。しかし、よく読むとその男性はそもそも認知症ではなく、「正常圧水頭症《あつすいとう》」という病気で認知症的な症状が出ていたにすぎない。認知症ではないのだから、原疾患の治療をすれば当然、症状は改善する。医療関係者が読めば正しく理解できるが、一般の読者は、認知症の中にも治るケースがあると誤解しかねない。

ほかにも甲状腺《こうじょうせん》機能低下症やうつ病、ビタミンB1欠乏症など、認知症によく似た症状を現す病気は少なくない。さらに「せん妄」という認知症そっくりな症状を起こす一時的な状態もある。これは脱水などによって脳の血流が一時的に低下して起こるもので、見当識障害（ここがどこで、自分がだれかわからなくなる）、幻覚、興奮、異常行動など、一般の人が見れば認知症とほとんど区別がつかないが、一時的な症状なので、水分補給や安静などでたいてい治る。それらが認知症と混同され、認知症になっても治る場合があるという幻想を広めていく。

認知症の診断があいまいであるのは、先に述べたがんの診断に勝るとも劣らない。物忘れや「抽象的思考」などは、その日の調子によってちがうし、CTスキャンで見る脳の萎縮も、自然な老化現象でも徐々に起こる。

高齢者医療の現場では、長谷川式簡易知能評価スケールというのがあるが（表1）、これは30点満点で20点がカットオフポイントとされる。

私はかつて老人デイケアを併設するクリニックに勤務していたとき、このテストをデイ

表1　改訂　長谷川式簡易知能評価スケール（HDS-R）

（検査日：　　　年　　月　　日）　　　　　　　（検査者：　　　　）

氏名：	生年月日：　年　月　日	年齢：　　歳
性別：男／女	教育年数（年数で記入）：　年	検査場所
DIAG：	（備考）	

1	お歳はいくつですか？（2年までの誤差は正解）		0 1
2	今日は何年の何月何日ですか？　何曜日ですか？ （年月日、曜日が正解でそれぞれ1点ずつ）	年 月 日 曜日	0 1 0 1 0 1 0 1
3	私たちがいまいるところはどこですか？ （自発的にでれば2点、5秒おいて家ですか？　病院ですか？　施設ですか？　のなかから正しい選択をすれば1点）		0 1 2
4	これから言う3つの言葉を言ってみてください。あとでまた聞きますのでよく覚えておいてください。 （以下の系列のいずれか1つで、採用した系列に○印をつけておく） 1：a）桜　b）猫　c）電車　2：a）梅　b）犬　c）自動車		0 1 0 1 0 1
5	100から7を順番に引いてください。（100－7は？　それからまた7を引くと？　と質問する。最初の答えが不正解の場合、打ち切る）	(93) (86)	0 1 0 1
6	私がこれから言う数字を逆から言ってください。（6-8-2、3-5-2-9を逆に言ってもらう。3桁逆唱に失敗したら、打ち切る）	2-8-6 9-2-5-3	0 1 0 1
7	先ほど覚えてもらった言葉をもう一度言ってみてください。 （自発的に回答があれば各2点、もし回答がない場合以下のヒントを与え正解であれば1点）　a）植物　b）動物　c）乗り物		a：0 1 2 b：0 1 2 c：0 1 2
8	これから5つの品物を見せます。それを隠しますのでなにがあったか言ってください。 （時計、鍵、タバコ、ペン、硬貨など必ず相互に無関係なもの）		0 1 2 3 4 5
9	知っている野菜の名前をできるだけ多く言ってください。（答えた野菜の名前を右欄に記入する。途中で詰まり、約10秒間待ってもでない場合にはそこで打ち切る） 0〜5＝0点、6＝1点、7＝2点、8＝3点、9＝4点、10＝5点		0 1 2 3 4 5
		合計得点	

出典）大塚俊男、本間昭監修『高齢者のための知的機能検査の手引き』ワールドプランニング、東京（1991）

ケアの高齢者に定期的に行った。すると、半年で5点ほども改善して、認知症から正常へ移行する人が少なくなかった。それは初回は緊張していたのが、2回目は慣れてリラックスしたためだ。答えを10秒待つのでも、ストップウォッチを構えるとたんに答えが出なくなる。検査者の態度ひとつでも、点数が変わるようなテストで、どうして厳密な診断が下せるだろう。

認知症患者が急増した背景のひとつに、ネーミングの影響もあると思われる。かつて認知症は「老人性痴呆《ちほう》」と呼ばれ、その前は通俗的に「老人ボケ」と言われていた。ボケは論外だとしても、「痴呆」という呼び名も患者側にはかなり抵抗があった。親の診察に付き添った息子や娘に、「痴呆だと思われます」と言うと、「そんなはずはない。今日は調子が悪いだけです。家ではもっとまともで……」と、ムキになって診断を否定した。ところが、今は「認知症だと思われます」と言うと、「そうですか。早くに見つかってよかった」と、病名を受け入れる家族が増えた。本質は変わらないのに、言い換えで目先をくらますのは、売春を「援助交際」と言い換える女子高生や、殺人を「ポア」と言ったオウム真理教と同じだ。

言葉の優しさも大事だが、どぎつい表現を嫌う弱さは幻想の温床となる。

†精神科の新病名百花繚乱

私が医学生だった1980年ごろには、精神科の病気は大きく分けて4つしかなかった。統合失調症（当時は精神分裂病）、そううつ病、てんかん、神経症である。今は病気が細分化され、特に神経症はさまざまに分類され、新しい病名が次々と生まれた。たとえば、不安神経症（不安障害、パニック障害）、恐怖症（広場恐怖症、社会恐怖症）、強迫神経症（強迫性障害）、心気《しんき》症、ヒステリー（転換性障害、解離性健忘、解離性遁走《とんそう》）、離人神経症（解離性障害、離人性障害、解離性同一性障害）、抑うつ神経症（気分障害、気分変調性障害、大うつ病性障害）などである。

さらに、精神保健（メンタルヘルス）領域の人格障害は、次のように分類される（DSM分類＝アメリカ精神医学会による分類）。妄想性人格障害、統合失調症質人格障害、統合失調症型人格障害、反社会性人格障害、境界性人格障害、演技性人格障害、自己愛性人格障害、回避性人格障害、依存性人格障害、強迫性人格障害。

名称から類推できるように、人とうまくつきあえないとか、依存心が強いとか、ナルシストだとか、演技的な性格だとか、だれにでもある一面が、いつの間にか病気として扱われている。

人格障害の定義は、ふつうの人に比べて極端な偏位と逸脱のある者とされるが、その境界はきわめて曖昧である。

ほかにも適応障害や不安障害、新型うつ病、アスペルガー症候群やPTSD、アダルトチルドレン、燃え尽き症候群や空《から》の巣症候群、途中下車症候群など、精神科および精神保健学領域の病名や症状がちまたに氾濫している。結果、どうなったか。それらの病名が不正確なイメージで広げられ、病気でない人が自分を病気だと思い込んだり、自ら病気の殻に閉じこもったりしている。

最近では、定年退職した夫が一日中、家にいることで妻が体調を崩す「主人在宅ストレス症候群」のように、かつては単なる我が儘《まま》、怠慢とされていたものにまで病名がつけられている。このままでは「いやなことが多すぎるストレス症候群」とか「思い通りにならないのが耐えられない症候群」のような病名も誕生しかねない。

病名は一種の免罪符で、健康な人なら叱咤《しった》されるところを、病気なら仕方がないと許されてしまう。だから、病気でないのにそこに逃げ込んでしまう人が出てくる。もちろん、ほんとうに病気で、他人にはわからない苦しみを抱えている人も少なくない。「症状を理解してもらえず、ただのサボリだと思われるのがいちばんつらかった」という患者も多い。しかし、この領域はグレーゾーンが広く、周囲の環境や自分の努力で、病気の人でも健康な生活にもどれるケースがあるのも事実だ。どうしようもない障害や生きづらさを抱えた人には、当然、支援の手を差しのべるべきだが、過剰になると、自力で立ち直れる人まで病気に安住させてしまう。優しさは大事だが、それが立ち直れる人をダメにするようでは本末転倒だろう。

レイモンド・チャンドラーの小説で有名なセリフ、「タフでなければ生きていけない。優しくなければ生きていく資格がない」は、日本では後段ばかり強調されるが、現実には、前段こそおろそかにしてはいけないものである。

†消えた病名・新たな病名

新しく生まれる病名があれば、消える病名もある。古くは「癪《しゃく》が突っ張る」とか「血の道」がどうとか言われたが、さすがに今は言わない。かつては眼科の病気をまとめて「眼《がん》病《びょう》」というような乱暴な病名もあったが、これも今は使われない。

一般には今もときどき言われるが、医学的には使われないものに、「胃けいれん」や

「腸捻転《ねんてん》」「脳貧血」「卒中」などがある。

胃けいれんは上腹部の強い痛みを指すが、実際に胃がけいれんするのではなく、胃炎や胃潰瘍《かいよう》による粘膜の障害によって起こることが多い。胆石や膵炎《すいえん》、場合によっては心筋梗塞も、みぞおちの強い痛みが出るので、混同されることがある。

腸捻転は小腸がねじれるという意味で、一般には「腸閉塞」を指す。これは小腸がねじれて起こる場合もあるが、たいていは癒着や屈曲による場合が多い。

脳貧血は一過性の血圧低下で、起立性低血圧などを指す。血液は全身に同じものが流れているので、脳の血液だけが貧血（赤血球やヘモグロビンが少ない状態）になることはない。

卒中は脳の血液循環に問題があって、意識を失ったり、麻痺が出たりする状態。血が流れなくなる脳梗塞と、血管が破れる脳出血を指す。脳出血は「脳溢血《いっけつ》」とも呼ばれるが、これも医学用語としては使われない（クモ膜下出血と脳内出血に分類される）。

精神科領域でも「ヒステリー」は最近、病名としては使われない。「解離性障害」と「身体表現性障害」に分類される。「神経衰弱」も、かつて夏目漱石がかかっていたことで知られるが、現在は診断名として使われない。

言い換えで消えた病名もある。精神分裂病（→統合失調症）、老人性痴呆（→認知症）、らい（→ハンセン氏病）、日射病（→熱中症）などで、日射病は別だが、病名に差別的な意味合いがあるとして変更されたものが多い。

概念がまちがっていたために消えたものもある。狂牛病（ウシ海綿《かいめん》状脳症）と同じ「ヒト海綿状脳症」（クロイツフェルト・ヤコブ病）は、もともと潜伏期が極端に長いウイルスの感染によると思われていたので、「スローウイルス」と呼ばれていたが、原因はウイルスではなく、プリオンという感染性のタンパク質であることがわかり、今は「プリオン病」と呼ばれる。

逆に最近、一般に知られるようになった病気もある。たとえば「むずむず脚症候群」は、欧米では古くからあったが、日本では1997年にアメリカから日本睡眠学会に調査の依頼があってから知られるようになったようだ。これは脚にむずむずするような感覚があって、じっとしていられない病気で、そのため睡眠障害に陥ることもある。

「慢性疲労症候群」も、最近マスメディアで注目されるようになったが、これは原因不明の強度の疲労が6カ月以上続く状態で、血液検査やレントゲンで異常が見つからないため、詐病《さびょう》や怠惰を疑われて、患者は精神的につらい状況に置かれることがある。

「線維筋痛症」も通常の検査では異常が見られず、痛みは測定することもできないので、患者は医師や家族に理解を得にくい場合がある。症状は全身の耐えがたい痛みで、しかも持続性であるため、苦痛は大きい。

少し古いが、「エコノミー症候群」は、サッカー日本代表の高原直泰《なおひろ》選手がかかったことで一般に知られるようになった。「無呼吸症候群」もテレビ番組などで取り上げられて、知れ渡った。マスメディアで病気の知名度が上がるのは好ましいが、興味本位でなく正しい知識として広まることが前提である。

†オールマイティの診断名

ふらつき、めまい、肩凝り、異常な発汗、息が詰まる感じ、イライラ、何となく気分が悪いなどの症状を、「不定愁訴《しゅうそ》」と呼ぶが、検査をしても異常が見つからないと、「自律神経失調症」ということになる。

私もこの診断名をよく使う。高齢者は、朝起きたときにふらつく、耳鳴りがする、吐き気、頭痛、身体がだるいなど、さまざまな症状が多く、それはたいてい自然な老化現象だが、当人はなかなかそれを認めようとしない。「年のせいです」と言うと、すこぶる反応が悪いので、「自律神経失調症ですね」と説明すると納得する。

高齢者の多くは、病気だと言われたほうが喜ぶらしい。年のせいだと言われたら治らないが、病気なら治る可能性があるからだ。

診断したあと、私は自律神経調整薬なる薬を処方するが、たいていはプラセボ効果以上の効き目はない。自律神経の働きが悪くなるのは老化だからだ。

この病名は、さまざまな症状に当てはまるので、診断がつかないときは、たいていこれを使う。すると患者も納得して、一件落着となる。

ところがあるとき、知人の鍼灸師にこんなことを言われた。彼の義父がさまざまな不定愁訴を訴え、原因がわからないと悩んでいたので、「自律神経失調症ですよ」と言うと、義父は「そうだったのか」と大いに納得したらしい。しかし、鍼灸師自身は釈然とせず、私にこう言った。

「でも、自律神経失調症という病名は、何の病気かよくわからないと言ってるのと同じですよね」

なるほど。私自身、目からウロコが落ちる思いだったが、慌ててその鍼灸師に忠告した。

「そんなほんとうのことは、めったに患者には言うたらアカンぞ」

第4章

厚労省が増進する幻想

†がん検診に熱心なのは日本だけ

「健康増進法」という法律をご存じだろうか。2002年に公布された法律で、「国民は、(略)生涯にわたって、自らの健康状態を自覚するとともに、健康の増進に努めなければならない」と定めるなど、健康は国民の責務であると謳うものだ。そんなこと、わざわざ国に言われなくてもと思うが、厚労省はこの法律に基づき、がん検診の推進事業を行っている。

実施されている検診は、胃がん、肺がん、乳がん、大腸がん、子宮頸がんの5種。日本対がん協会の資料によると、受診率はおよそ3割未満で、厚労省はこれを5割に引き上げることを目指している。

がん検診は、がんの早期発見・早期治療を目指したもので、その目的に何ら疑問はないと思う人が多いかもしれないが、実はさまざまな問題がひそんでいる。

簡単に言うと、がんは早期に治療をすればいい病気かどうか、はっきりわからないということだ。

早くから治療したために、手術や薬の副作用で、逆に寿命を縮めてしまう危険性もあるし、早く見つけたために、無用の手術で大切な臓器を失ってしまう場合もある。第3章で書いたように、見た目はがんだが、放置しても命取りにならないものもあるのに、がんだと片っ端から手術してしまうのも問題である。

日本ではがん検診は有効なはずだという思い込みで実施されているが、海外ではきちんと有効性の検証が行われている。たとえば、アメリカでは、約15万人を対象とした13年間にわたる大規模調査で、年1回の胸部レントゲン検査を受けても、肺がんの死亡率は下がらないことが証明された（2011年米医師会雑誌電子版）。有意差はないが、検診を受けたグループのほうが、肺がん患者の数は多かったというデータもある。マンモグラフィーによる乳がん検診も、欧米の8つの「無作為化比較試験」（検診を受けるグループと、受けないグループを無作為に分け、経過を比較する調査）で、50歳未満では検診効果がないという結果が出ているし、胃がん検診についても、アメリカの国立がん研究所が「推奨しない」という見解を述べている。

日本では、「がん検診を受けると、がんで死亡するリスクが30〜60％減る」という研究があるが、そういうデータを出しているのは日本だけで、研究の客観性に疑問があるとされ、国際的な支持は得られていない。実際、胃がんの検診を行っているのは日本と韓国くらいで、肺がん検診も日本以外ではやっている国はほとんどない。

がん検診の有効性を調べるためには、先に述べた無作為化比較試験で、検診を受けたグループのほうががんによる死亡率が低いということを実証しなければならないが、日本では、早期発見・早期治療〝信者〟が多いため、検診を受けないグループに入ってもいいという人を確保することがむずかしい。従って、国際的に通用する検証ができない。

†がん検診のメリット・デメリット

何ごとにもよい面と悪い面がある。がん検診のよい面は、検診でがんがないとわかれば安心できること、がんが早期に見つかって命拾いする可能性があること、がん以外の病気が見つかって、その治療ができることなどがあげられる。

悪い面としては、正常なのにがんの疑いありとされ、精密検査を受けさせられて、結果が出るまでハラハラ、ドキドキして暮らさなければならないこと、がんの見落としの危険性があること、放っておいても大丈夫ながんを見つけて、手術で臓器を失うこと、胃透視のバリウムで便秘になったり、内視鏡で出血したり、胃や腸に孔《あな》が開く「穿孔《せんこう》」を起こしたりすること、放射線被曝で発がんの危険があることなどがあげられる。

精密検査を言い渡されるのは、日本対がん協会の資料によると、大腸がんで1万人中620人、乳がんで1万人中750人。そのうち、最終的にがんと診断されるのは、大腸がんで16人、乳がんで23人の割合である。そのうち、検診を受けなくても症状が出た段階で自分で病院に行く人もいるから、検診のおかげで命拾いしたという人は、ゼロではないだろうが、ごくわずかということになる。

一方、イギリスで行われた研究では、日本でがんになる人の3・2%がレントゲン検査による被曝が原因という結果が出ている。これは調査対象国15カ国中、ダントツの1位(イギリスは0・6%、アメリカは0・9%)で、その背景として、やはりレントゲン検査の受けすぎ(1人あたりの検査回数は日本はイギリスの3倍)が指摘されている。この事実はわずかな患者を見つけ出すために、無視できない数のがん患者を作り出していることを示唆している。

表2を見ればわかるが、原発事故の放射能汚染にあれだけ過敏反応する日本人が、CTスキャンや胃透視で浴びる

表2　被曝量の比較(単位:ミリシーベルト)

胸のレントゲン検査	0.06
一般市民の年間線量限度(医療と自然被曝を除く)	1.0
胃透視	3
核医学検査(骨シンチなど)	0.5〜15
マンモグラフィー(乳房)	2
PET検査	2〜20
CTスキャン	5〜30

(放射線医学総合研究所の資料より)

放射線には無頓着なのは、明らかに矛盾である。事実を理解せず、幻想に左右されているとしか考えられない。

がん検診のよい面として、安心をあげたが、これも幻想となる可能性が高い。がんはあらゆる臓器にできるのに、たった5種の臓器を調べたところで、とても安心とはいえないからだ。検診で大丈夫と言われたことで安心し、症状が出ても受診が遅れる危険性もある。安心が油断にすり替わるのなら、よけいに危険な状態になる。

国民をがんから守るために日夜努力している厚労省や医療界の邪魔をする気は毛頭ないが、専門家は検診を受けることと受けないことの、それぞれよい面と悪い面があることを、もっとていねいに説明する必要がある。

†がん検診を受ける医師は少数派

医師の中にはがん検診を勧める者も多いようだが、医師自身はどの程度、検診を受けているのだろうか。

手元にデータがないので、私の大学の同級生に、この10年間に何回がん検診を受けたかというアンケートをとってみた。回答をくれたのは36人。結果は、0回が私を含め20人、

1回が2人、5回が3人、6回が2人、8回、9回が各1人、10回が5人、それ以上が2人だった(がん検診は臓器ごとにやるので、10回以上の場合がある。10年で計44回受けたという強者《つわもの》もいた)。

がん検診をまったくかほとんど受けていない者が圧倒的多数だが、私の同級生が特別、医者の不養生とも思えないので、一般的な傾向と考えていいだろう。

回答にはコメントも書いてもらったが、医師ががん検診を受けない理由としては、専門知識があること、および症状が出たらいつでも検査できる環境にいるからという意見が多かった。次いで、レントゲンによる発がんを怖れる意見、精密検査が必要と言われて精神的なストレスを受けるのがいやという意見もあった。少数ながら、あまり長生きしたくない、がんになってもかまわない、がんなら手遅れで見つかるほうがいいという冷めた考えの持ち主もいた。見過ごせないのは、毎年の胃透視やCTスキャンは、確実にがんの発生率を高めるという放射線科医のコメントだろう。

がん検診ではないが、ある医師は、試しに自分で腫瘍マーカーを計ってみたら、基準値より少し高い値が出て、心配になって全身の検査をしたら、たまたま肝臓に小さな影が見つかり、結局、それは良性のものとわかったのだが、結論が出るまでの1カ月以上、心の安まるひまがなかったと話していた。それ以来、彼は二度と腫瘍マーカーの検査はしていないという。

一方、病院にPET検査（陽電子放射断層撮影）が導入された機会に、まず自分が試しにと受けてみたら、たまたま胃がんが見つかって、手術をした医師もいる（ただし、手術をしなければ死んでいたという確証はない）。

医師ではないが、ある知人は検診で胃がんが見つかり、胃の3分の2を失いながら、検診のおかげで命拾いをしたと信じ込んでいる。検診を受けなければ、そのがんは自然に消えるか、転移しないまま無症状で経過し、胃を失うことはなかった可能性もあるが、すでに手術を終えている相手にそれは言いにくい。

†メタボ健診義務化の弊害

厚労省が進める「特定健康診査・特定保健指導」、いわゆる「メタボ健診」にも、多くの疑問と弊害が指摘されている。

血液検査や血圧の基準が異様に厳しいことは第1章で述べたが、メタボ健診で新たに導入された腹囲の基準も疑問だらけである。

メタボは内臓肥満（内臓に脂肪がたまっている状態）を問題にしているのに、腹囲を計っただけで、なぜそれが内臓脂肪で、皮下脂肪でないと判定できるのか。男性85cm、女性90cmと一律に決めているが、背が高ければ腹囲も大きくなって当然なのに、なぜ身長は考慮されないのか。また、腹囲は呼吸によっても大きく変わるのに、客観的な検査値と言えるのか。

実際、私は自分で計ってみたが、息を吐ききったときと吸い込んだときでは、13cmの差があった。当然、基準値をまたいで自由に調整できる。さらに、病気の基準なのに、国によって値が大きくちがうのもおかしい。アメリカでは男性は１０２cmまでが許容範囲とされる。

メタボ健診はもともと医療費の抑制を目指してはじまったが、その名目は生活習慣病の重症化を防いで、医療費を抑えるというものだ。そのため、40歳から74歳までの公的保険加入者全員に検査をして、メタボ該当者に保健指導を行うのだが、それによって将来の医療費がどれほど抑制できるかは、だれにもわからない。その一方で、検査のための目の前の医療費は確実に増加する。

メタボ健診にペナルティが科せられていることも、いろいろな弊害をもたらしている。

健診の受診率が65％以上、メタボ該当者の保健指導率が45％以上、メタボ該当者の10％以上の減少という目標が達成されなければ、保険者（企業や自治体の健康保険組合）に、後期高齢者医療制度への財政負担が、最大10％加算される。個人にペナルティが科されるわけではないが、いわば連帯責任で、ひいては保険料の値上げに跳ね返る。

そのため、メタボ該当者に批判の目が向けられ、差別やいじめに近い状況も起こり得る。企業によっては、肥満者の採用を控えるところも出てくるだろう。ペナルティを逃れるため、メタボの非該当者が積極的に健診を勧められ、本来、指導を受けるべきメタボの該当者の健診が抑えられる可能性もある。

私も大学の事務からしつこく言われ、いやいや健診を受けているが、特に異常を感じないのに、検査で特に異常はありませんと言われても、うれしくも何ともない。健診で半日つぶれるほうがいやだし、厳しすぎる基準で「要注意」などと判定されるのも不愉快だ。健診施設に行くと、一目見ただけで健康そのものと思える人々が、大勢検査を受けている。自己負担はないものの、そのひとりひとりに検査費用が発生している。明らかに無駄な医療費で、それを上まわる節約効果がほんとうにあるのかと首を傾げたくなる。

かたや健診業界は〝メタボバブル〟とでも言うべき好況を呈している。国民のためと称して、医学的に議論の余地を残したまま、一部の業界に濡れ手に粟《あわ》の利益をもたらすことが、妥当なのだろうか。

†肥満はほんとうに悪いのか？

メタボ健診以来、肥満が以前にも増して不健康の代名詞のように言われているが、これも〝逆幻想〟の可能性がある。肥満は必ずしも早死にとはかぎらず、心不全や動脈硬化、慢性閉塞性呼吸器疾患などでは、むしろ軽度の肥満のほうが寿命が長いというデータが報告されている。肥満イコール循環器病の危険因子という思い込みに対して、これを「肥満パラドックス（逆説）」と呼ぶ。

肥満パラドックスは、以前から欧米では指摘されていたが、日本でも2012年1月に、東京慈恵《じけい》医大の循環器内科から同じ趣旨の論文が発表された。それによれば、約4年間の調査で、心不全による死亡と入院の状況を調べると、BMI（肥満度＝22を標準とし、25以上を肥満とする）が19前後がもっとも危険性が高く、22前後、25前後と危険性は下がり、31前後がもっとも低いという結果になったという。

閉塞性動脈硬化症という病気でも、BMIが18・5以下の生存率がもっとも低く、25以上の生存率が高い結果が出ている。

その背景として、やせている人は栄養障害があることや、高齢でやせている人は合併症も多いこと、肥満している人は早期に治療を受けたり、適正な治療を受けていることなどが考えられるようだ。肥満が直接長生きにつながるというわけではないが、やせていれば安心というわけでもない。

†日本特有の現象・人間ドック

「人間ドック」という言葉は日本で生まれたもので、海外でhuman dockなどと直訳しても通じない。

日本で最初の人間ドック（入院を伴うもの）は、1954年に国立東京第一病院（現・国立国際医療研究センター）ではじまったが、その後、厚生省（当時）が公認して以来、全国的に広がった。しかし、人間ドックもがん検診と同様、受けたほうが長生きするとか、それで死亡率が下がるという客観的なデータはない。にもかかわらず、日本では人間ドックが根強い人気を誇っている。

人間ドックは病気があって受ける検査ではなく、健康と思われる人が念のために受ける検査だから、いわば贅沢《ぜいたく》な医療である。それをこれほど盛んに行っている国はほかにない。

私は外務省の医務官として、サウジアラビアの日本大使館に勤務していたとき、ある書記官が現地で人間ドックを受けたいというので、予約しようとしたら、どの病院でもやっていなかった。仕方がないので一般病院に行き、胸のレントゲン、胃カメラ、心電図、血液検査、尿検査を受けたいと申し込むと、診察した医師が、「どこか悪いところがあるのか」と書記官に訊ねた。書記官が「どこも悪くないが、検査をしてほしい」と答えると、医師は「どこも悪くないなら、検査はいらない」と、しごくまっとうな意見を述べた。それでも書記官は納得せず、どうしても検査を受けたいと言うので、私は、「この患者は咳が出て、胃が痛くて、動悸《どうき》がして、全身倦怠感がある」と言って検査をしてもらった。病気を捏造してまで検査を受けたがるのは、それこそビョーキではないか。

同じく、医務官としてオーストリアの日本大使館に勤務していたときは、現地の私立病院の事務長が私を訪ねてきて、日本の人間ドックの検査メニューを教えてくれと言った。いよいよウィーンにも人間ドックができるのかと思いきや、そのプログラムはオーストリアや東欧在住の日本人向けに用意するのだと言われて驚いた。

「日本人は病気でないのに、病院で検査を受けるらしいですね」

そう言う事務長の目は、こんなうまい儲け話はないとばかりに輝いていた。

日本人間ドック学会は、２０１１年に人間ドックを受けた全国約３１３万人の中で、「異常なし」と判定されたのは、全体の７・８％（過去最低）だったと発表した。すなわち、10人のうち９人以上が「不健康」と判定されたわけだ。だが、これは当然の結果であって、検査項目が増えれば増えるほど、すべて正常となる確率は減少する。

人間ドックで健康のお墨付きをもらうと、その人は次の年にはもう検査を受けないかもしれないので、学会は例によって〝より安全性を高めるために〟基準値を厳しめに設定して、異常者を増やすようにしている。そうやって人々の不安は募り、また翌年も検査を受けずにはいられなくなるようにするのである。健康な人がどんどん〝検査蟻地獄〟に引き込まれるシステムだ。その費用はすべて医療費に組み込まれ、日本の経済を圧迫する。

健診業界も慈善事業をやっているわけではないから、自らの利益を追求するのは当然である。病気の早期発見・早期治療に貢献し、医療費の抑制に貢献している面もあるが、過剰な健診をやめたときの医療費削減の効果は、決して自ら試算しない。念のために受けるレントゲン検査やＣＴスキャンによるがんの発生率についても同様である。

†健康診断を毎年受ける人は早死に？

そもそも日本の大々的な健康診断のはじまりは、国民病ともいわれた結核の予防を目指したものだった。結核は感染症なので、早期発見・早期治療が有効である。それを個別の検証抜きで、がんや生活習慣病に援用したのが今の流行性健康診断である。

日本では、健康診断や健康管理が身体に悪いというようなことを考える人は、まずいないだろう。しかし、フィンランドでほんとうのところを確かめるため、大規模調査が行われた。調査期間は1974年から1989年。対象は40歳から45歳の似たような生活環境にある上級管理職1222人。方法は、無作為に分けた612人に、年2回の健康診断と栄養学チェック、たばこ、アルコール、塩分、糖分の制限と運動などの健康管理を5年間続けてもらい、残りの610人には何も指導せず健康調査票への回答だけを求めた。その結果、15年後には、健康管理をしたグループのほうが、死亡者数、心疾患、がん、自殺のすべてにおいて、何もしなかったグループを上まわったのである（死亡者は健康管理グループが67人、何もしないグループは46人）。

この調査から、健康診断や健康管理は、逆に命を縮めるという結果が導かれた。ただし、何もしないグループもそれぞれに自己管理をやっており、飲酒量、喫煙量は、結果的に両グループに有意差がなかったので、この調査から飲酒や喫煙は寿命を縮めないと言えるわけではない。それでも、熱心に健康管理をすれば長生きできるという結果が得られなかったことは、事実である。

健康診断を毎年受けたグループに死亡者が多かった背景としては、検査で異常を指摘されることの不安やストレスの影響、及び、コレステロールを下げる薬にうつ病の副作用があり、そのため自殺者が出たことなどが考えられる。

この調査には当てはまらないが、健康診断に熱心な人は、もともと心配性で、いろいろなストレスを受けやすいため、長生きしにくいということも考えられる。検査など気にせずに、自由奔放に生きるほうがストレスの負担が少ないのは事実だろう。もちろん、不摂生な生活は寿命を縮めるだろうが。

私は健康診断や人間ドック、がん検診が悪いと言っているのではない。それをすればいいという根拠がないのに、健康不安を煽られ、やみくもによかれと思って熱心に受診することに疑問を呈しているだけだ。さらには、営利を目的としながら、「みなさんの健康に貢献しています」というようなおためごかしの企業、業界、医療界に不快を感じているにすぎない。

健康が大切なのは百も承知だが、不安につけこむ業界に翻弄《ほんろう》されて、貴重な人生を健康の追求のみに費やしては、あまりにもったいない。

国民の嘆きの実態

先日、ある読書会に招かれたとき、70代の参加者たちが、「厚労省は老人いじめばかりする」と嘆いていた。曰く、後期高齢者医療制度、年金減らし、介護保険料の増額、ヘルパーの使いにくさ云々。

それを聞いて、私はあきれて反論した。

「日本の厚労省はよくやっていますよ。伝染病はないし、薬は簡単に手に入るし、介護保険のおかげで、独り暮らしの高齢者や老々介護の家にもヘルパーや訪問看護師が来るようになり、デイサービスや訪問リハビリも充実しているし、世の中はずいぶんよくなりました。途上国の暮らしと比べてみてください。日本は水道をひねればきれいな水が出るし、冬でもすぐお湯が出る。砂漠や熱帯の国に暮らす人々から見たら、天国のような国ですよ」

高齢の参加者の中には、そう言われればそうだと納得する人もいれば、そんなことを言われてもと不服顔の人もいた。どちらが幸せか。

日本で暮らしているのだから、恵まれた生活ができていて当然というのは、やや高慢《こうまん》な幻想ではないか。

外務省の医務官をしていたとき、私はアラビア半島の先にあるイエメンによく巡回検診に行った。当時（1980年代末）、イエメンでは腸炎が死因の上位だった。つまりは下痢で死ぬ人が多かったのだ。在留邦人たちは青い顔をしていた。がんや心筋梗塞で死ぬならまだしも、下痢で死ぬなどとんでもないという感覚だからだ。しかし、イエメン人たちはさほど不安がっているようすも見えなかった。

パプアニューギニアの日本大使館に勤務していたときも、奥地の村へ行くと、病院などまったくないところで、人々が平穏に暮らしていた。血圧を気にする人もいなければ、がんノイローゼもない。病気になれば家族で看病し、寿命が来れば住み慣れた家で家族に見守られながら、静かに最期を迎える。当時のパプアニューギニアの平均寿命は60歳に届いていなかったが、日本との20余年の差はマイナス面ばかりだったろうか。

以前、俳優の植木等《ひとし》氏が80歳で亡くなったとき、旧知の役者がテレビで「早すぎる！」

とコメントしているのを聞いて、私は啞然とした。ハラハラ、ドキドキしながら長生きをして、それでも早死にだと悲しむ生き方と、60歳くらいでも家族に囲まれ、「いい人生だった」と端然と最期を迎える生き方のどちらがいいのか。

医療が進歩すれば人々の不安は減らなければならないのに、日本は医療が進歩して、不安が増大する一方のように思える。

†厚労省に対する幻想

海外で使われている薬が、日本での認可が遅れているため使えない状況を「ドラッグ・ラグ」という。日本製薬工業協会の調査によると、他国で承認されている薬が自国で使えるようになるまでの期間は、アメリカで2年、イギリスは1・3年、ドイツで1・4年であるのに対し、日本は4・7年もかかっている。理由は、日本は薬の承認を行う審査官が少ないこと、治験に協力的な患者を集めるのがむずかしいこと、規制が厳しいので海外の製薬企業が新薬の承認申請に積極的でないことなどがあげられる。

困難な病気の患者が、海外で使える薬を日本で使えないなんて、厚労省の怠慢も甚だしいと思う人もいるかもしれない。日本では助かる命が見殺しにされているというような、感情的な批判もよくある。

その一方で、認可を急ぎすぎて副作用で死亡者が出たら、今度は厚労省は安全性を軽視しているとか、審査が甘いだとか、医療者への指導が不十分だと批判される。実際、肺がんの分子標的薬「イレッサ」は、〝夢の新薬〟と謳われ、日本が世界に先駆けてスピード承認したら、間質性肺炎《かんしつせいはいえん》という重篤な肺炎の合併症が起こり、多くの患者が亡くなったため、薬害として訴訟にまで発展した（高裁の判決では、国も製薬会社も責任を否定）。

薬害を防ぐために慎重に審査をすれば承認は遅れ、患者が待ち望んでいるからとスピード承認すれば副作用のリスクが高まるのは、当然のことである。しかし、世間はあたかも、厚労省は絶対に安全な薬を、世界最速で承認して当然、とでも思っているかのように批判する。

承認に手間取るもうひとつの理由は、厚労省と企業や研究者との連携の悪さである。アメリカでは、審査する側の担当官が、開発する側の企業や研究者に、随時、アドバイスを与えて承認がスムーズに進むよう取り計らっている。循環器病の研究者に聞くと、日本の役人はそんな親切なことはいっさいしてくれないという。

だが、役人も意地悪でしないのではない。アドバイスなどすると、すぐマスメディアが、

「癒着だ、ウラ取引だ」と攻撃するから、したくてもできないのだ。マスメディアの正義もいいが、批判のための批判になると、世間全体に不利益を与える。

医療や介護の安全に不備があると、世間はいっせいに監督官庁である厚労省を攻撃する。しかし、当たり前のことだが、厚労省の官僚も一般人と同じ人間で、特殊な能力や無謬《むびゅう》性を備えているわけではない。

「批判する者はまず実践してみよ」という言葉がある。批判ばかりして、当事者にならない新聞記者や、テレビキャスターの正義ぶった目線も必要だろうが、ステレオタイプの糾弾ばかりでは何も変わらない。官僚は表向きは低姿勢を貫くが、裏では、「そんなに言うならおまえらがやってみろ」と、冷ややかにふて腐れるばかりだから。

†天下り批判の〝逆幻想〟

年金問題でも厚労省は大きな批判を受け、処理に追われているが、現場の職員の実感は、世間に対して申し訳ないというより、貧乏くじを引かされたというものに近いだろう。悪いのは先任の官僚で、自分たちはその尻ぬぐいをさせられている。その実感を理解せず、とにかく担当官庁の失態だからとヒステリックに攻撃して、果たしてよりよい解決が得られるだろうか。

マスメディアは官僚批判を世間のうっぷん晴らしに援用し、政治家も官僚を悪者にしておけば支持が得られるくらいにしか考えていない。そんな〝強い者いじめのポピュリズム〟にかまけていると、せっかくの優秀な人材がやる気と使命感をなくし、国益を忘れ、省益、局益から、最後は自分のエゴに走ってしまう。公僕として働いてもらうためには、世間の側も少しは冷静かつ賢明な対応が必要である。

官僚の天下りも、マスメディアでこれを是《ぜ》とする論調はまず見当たらない。百害あって一利なしの天下の悪習のように批判される。それも〝逆幻想〟であって、天下りにも利点はある。

ある人に聞いたことだが、天下りは、安い人件費で、優秀な人材を集めるきわめて効率のよいシステムなのだそうだ。すなわち、優秀なキャリア官僚を天下りという餌《えさ》で惹きつけ、現役の間は税金から支出する給与を安く抑えて、天下り先の高報酬は民間に負担させる。その代わり、天下りを受け入れた企業には、相応のうま味を与える。国民は安い経費で優秀な人材に働いてもらえる。すべてがウィン・ウィンのたいへんよくできたシステムというわけだ。

それをマスメディアは、天下りしたあとだけをクローズアップして、高級官僚が楽な仕事で好待遇を得ているように見せるから、世間の怒りと嫉妬が燃え上がる。天下りした官僚が、現役時代にどれだけ汗水を垂らして働き、国民のために有益な活躍をしたかは、いっさい報じない。公僕なのだから、国民のために働いて当たり前という考えもあろうが、少しは感謝し評価する気持ちも必要だろう。そのほうが官僚も気持ちよく働ける。

天下りをなくして優秀な人材を集めようとするなら、報酬をうんと高くしなければならない。そうやって雇ったキャリアの中にもボンクラが混じっているから、そのカネは無駄になる。天下りなら、ボンクラは出世しないから、好待遇を受けられない。真に優秀な者のみがその待遇にありつくので合理的である。

高級官僚の給与を今のままにして、天下りだけを撤廃すると、優秀な人材が官僚を目指さなくなる。そうなれば、やがて行政が滞ること必至。役所手続きに無駄が増え、論理的整合性も崩れて、あちこちで不正が発生するだろう。ずる賢い者を取り締まるにも、優秀な頭脳が必要なのだから。

マスメディアの天下り攻撃は、底の浅い勧善懲悪主義としか言いようがない。世間が喜ぶから、それが繰り返される。そして、国民は大きな不利益を蒙る。

第5章

高齢者の医療幻想

†老化に苦しむ高齢者

高齢になると、体力が落ち、身体の機能が衰え、若いときのようには生活できなくなる。ふらつく、しんどい、食欲がない、息切れがする、足がむくむ、関節が痛い、不眠、便秘、排尿困難。これらは自然な老化現象だが、当人にはなかなか受け入れられないようだ。どこか悪いのではないか、病気ではないかと心配する。医師に病気ではないと言われると安心するが、「年のせい」と言われると不愉快な顔になる。「病気だといけないから、検査しましょう」と言ったほうが、高齢者は期待を秘めた表情になる。先にも書いたように、病気なら治る可能性があると思うからだ。

しかし、現実には高齢者の病気は治らないものが多く、時間を費やして面倒な検査をして、結局、治らないことがわかっただけということがほとんどだ。たまに病院に行ってよくなったというケースもあるが、よく聞くと、気のせいであることも少なくない。ある老婦人は、腰痛で骨粗鬆症の診断を受け、骨のカルシウムを増やす注射をしてもらうと1カ月ほどで少し楽になったと言っていたが、何の注射かと調べると、1年くらい続けてやっと効果の出るホルモン剤だった。

それでも効果があればいいのかもしれない。医学的な説明はつかなくとも、症状さえよくなれば医師は堂々と診療費を受け取れる。ついでにサプリメントや健康食品業界も、抜かりなくすり寄ってくる。まじないで患者が満足するなら、医学の出番はないが、医学が不甲斐《ふがい》ないからまじないが側面支援してくれているのかもしれない。

老人医療の現場では、高齢者が「こんなふうになるとは思わなかった」とか、「年をとると、なぜこんなに弱るのか」などと嘆くのをよく耳にする。高齢になれば老化現象が出て当然なのに、その当たり前のことで悩むのは、心の準備が足りないからではないか。

だが、それも致し方ないかもしれない。今の日本では、老いたら弱るという情報は絶滅危惧種で、老いてもこんなに元気、まだまだ現役、ピンピン、生き生きという情報が氾濫している。老いの準備をしなければならない人が、油断するのも無理はない。

今は医療が進歩したという幻想が行き渡っているので、老化による不具合も治療できると思い込んで、大勢の高齢者が病院に押し寄せる。病院で浪費する時間とお金と体力があれば、もっと有意義に使えるのに、思い込んだら命がけのごとく、みんな病院に押し寄せる。

マスメディアや口コミが拡げる不安、恐怖、甘い誘惑（いい治療がある、名医がいる等）

が、圧倒的な説得力を持っている。だますほうも悪いが、だまされたがっている人が多いので困る。

その一方で、医療に見切りをつけた人は、年をとったらこんなものと症状を受け入れ、日々、悠然と暮らしている。

†誤解される「老人力」

以前、ある大学の公開講座で、「楽に老いる方法について話してほしい」と頼まれて、困ったことがある。そんなムシのいい話はないからだ。考えた末に「老人力」について話すことにした。

この言葉は、現代美術家で作家でもある赤瀬川源平氏が、1998年に書いた『老人力』という本から広まったものである。ところが、いつの間にか言葉が独り歩きして、誤解されるようになってしまった。

今でも漠然と、「老人力」＝老いてなお盛んな老人のパワー、みたいに思っている人が多いのではないか。赤瀬川氏はそんなことは言っていない。氏の提唱する「老人力」は、老化現象をコペルニクス的発想で逆転させた大発見なのである。

たとえば、老いが進むと物忘れがひどくなる。ふつうは「年はとりたくないものだ」などと嘆くが、赤瀬川氏はちがう。「老いて、忘却力がついた」と喜ぶのだ。

考えてみれば、物忘れといっても、人の名前が出てこないとか、昨日の夕飯が思い出せないとか、どうでもいいことが大半だろう。物忘れで取り返しのつかないことになったという話は聞いたことがない。だったら、気にすることはない。くだらないことや不快なことは、むしろ忘れてすっきりしたほうがいい。

老いて機敏に動けなくなっても、「鈍くさくなった」と嘆かず、「あくせくしないで、ゆっくり動く能力＝ゆっくり力がついた」と思えばいい。若者はいつもバタバタと急いでいるが、ちょっと考え方を豊かにすれば、急いでも急がなくても、たいていは同じだ。一本早い電車に乗ろうが、少々人を待たせようが、長い人生にさほどの影響はない。

今は情報化の時代だから、若者は少しでも多くの情報を得ようと血眼《ちまなこ》になるが、情報を得たためにかえって迷ったり、あとからもっといいモノがあると知って悔しがったりすることもある。他人と比べたり、無駄を拒否するから、いろんなことが許容できなくなり、苛立ちが増える。老いて情報に疎くなれば、情報に振りまわされることもなくなり、泰然と過ごす「老人力」がついたと思えばいい。

†有用なのは「無頓着力」

同じ高齢者施設の入居者でも、満足度は人によってちがう。

ある人は「ここの食事はまずくて食べられない。料理している人の顔が見たい」と嘆くが、別の人は「ここの食事はおいしいわ。いつも楽しみ」と頬を緩《ゆる》める。もちろん、メニューは同じだ。よく聞くと、嘆く人は金持ちの奥さんで、若いころからおいしいものを食べ慣れた人だった。身についた贅沢が今の不満を引き起こしているわけだ。

あてがわれた部屋にも同じことが言える。ある人は「狭くて息が詰まりそう」と顔をしかめるが、別の人は「こんなきれいな部屋に入れて幸せ」と顔をほころばせる。ご想像の通り、前者はそれまで豪邸暮らしで、後者は古くて狭い家に住んでいた。

ヘルパーに同じサービスを受けても、感謝する人もいるし、不平を言う人もいる。感謝されるとヘルパーも気持ちよく働くが、不平顔をされると、杓子定規に必要最低限のことしかしない。

文句を言う人は、ふつうでは思いつかないようなことで苦情を言う。扉がスライド式なのが気に入らない、エレベーターの来るのが遅い、中庭にしつらえたせせらぎの音がうるさい等々。余計な観察力に恵まれていたり、嫉妬心ばかりが若々しかったりするのが災いのタネで、無から有を生じるかのように不愉快さを創り出す。無頓着な人のほうが、はるかに幸福や満足に近いところにいる。

人間には判断力とか想像力があるように、「無頓着力」とか「満足力」というようなものがあるのではないか。楽に老いている人は、それが強いように思える。自分の衰えや不如意を、あまり気にしない。年をとったらこんなものと達観している。

しかし、老いると通常、「我慢力」や「善意に解釈する力」が衰え、「嫉妬力」や「我儘力」、「心配力」や「甘え力」「頑固力」「執着力」など、好ましくない力ばかりが増強される。

†危険なアンチエイジング

基本的に、老化による不具合は、受け入れたほうが楽に対処できる。

ところが、今はそれがなかなか許されない。いつまでも元気で若々しくあれと、あちこちからせっつかれる。その最たるものが、アンチエイジングだ。

最近は大学病院にも「アンチエイジング外来」なるものができたそうで、老化現象から逃れたい人々に、お釈迦様のように蜘蛛の糸を垂らす。某大新聞にも「体の機能低下ストップ」と大書され、極楽への誘いのように紹介されていた。

曰く、「『老化だから仕方がない』と放置されていたケースでも、実際は病気だったり、治療可能なこともある。アンチエイジング外来は、こういう人の受け皿になる」。

なんと魅力的なフレーズだろう。そんな記事を読めば、老いに悩む人はだれしも診察を受けたくなるではないか。それで実際に受けてみると、いろいろ手続きをさせられ、長い時間待たされ、あれこれ検査を受けさせられて、説明は後日と言われ、また待たされて、へとへとに疲れ、結局は「治りません」と言われて終わり、ということがほとんどだろう。

新聞は無責任なことを書くなと怒る前に、記事をよく読んでほしい。末尾にちゃんと、「医学的データが不足し、具体的なアンチエイジング医療は確立していないのが現状だ。（診察を）受けるなら、こうした点を理解しておく必要がある」と、アリバイ作りのような付け足しが書いてある。

生命保険の契約書に大事なことは小さい字で最後のほうに書いてあるのと同じく、新聞記事にもほんとうのことは、末尾にひっそりと書かれている。

危険と言えば、一般によいと思われる老化予防にも危ないものがある。たとえば、「はじめに」でも少し触れた「カルシウム・パラドックス」がそれだ。

骨の老化予防にはカルシウムが必要で、牛乳にはカルシウム分がたくさん含まれているので、しっかり飲めば骨が強くなると思っている人が多いだろう。だが、実際は牛乳をたくさん飲む人のほうが、骨折が多いというデータがアメリカで複数の大規模調査で出ているのだ。

カルシウムは心臓や脳の働き、筋肉の動きなどに関わる重要なイオンなので、身体は血液中の濃度を一定に保つよう常にホルモンでコントロールしている。牛乳を飲んでカルシウムが多く吸収されると、腎臓からカルシウムの排泄が促進される。そのとき、排泄の勢いが余って濃度が下がるため、副甲状腺が敏感に反応して、カルシウムを上げるホルモンを分泌する。副甲状腺ホルモンは破骨《はこつ》細胞を刺激して、骨のカルシウム分を溶かすので、骨折しやすくなるのである。

というのが一応の説明だが、ほかにもマグネシウムとカルシウムの関わりなど、複雑な説明がいくつかある。科学は現象を理屈で説明しようとするが、人間の身体は常に理屈通りに動くわけではないので、わかりやすい説明がしにくい場合もある。あるのは「牛乳を多く飲む人ほど、老化現象による骨折のリスクが高い」という事実だけだ。

もちろん、カルシウムのサプリメントにも同じことが言える。カルシウムを補うことは必要だが、あまり欲張ると逆効果になってしまう。何事もほどほどがよいということだろう。

†2種類のアンチエイジング

ひとくちにアンチエイジングと言っても、血管の老化や免疫力の低下を抑える内面的なものと、皮膚のたるみや皺を取る外面的なものの2種類がある。

内面的な若返りを目指すものは、本来の意味でのアンチエイジングだが、現実にはなかなか効果を得にくい。医学的な研究に基づくものから、商売っけだけのインチキまで幅広いが、効果が乏しいという点においては大差がない。

人間ドックのアンチエイジング版である「抗加齢ドック」では、脈波伝播《でんぱ》速度（動脈硬化の程度を表す）や、アディポネクチン（血液の老化を調べる）、尿中8－OHdG（抗酸化力を調べる）などが測定されるが、そんなものの数値が多少改善したところで、若返りなど実感できるはずがない。できたとすれば、気のせいである。

それでもとおっしゃる方がいるかもしれないが、たとえば尿中8－OHdGなどは、老化によるDNA損傷でも増えるが、運動でも増え、DNAの修復が盛んだと見かけ上減少したりもするので、この値だけでは老化の程度は判定できない。それを可能性だけで、「若返りました」と言うのは、おまじないか自己暗示と変わらない。

外面的なアンチエイジングは、簡単に言えば美容整形のことで、内面派からは「張りぼてのアンチエイジング」などと蔑まれるが、こちらは現実に皺が消えたり、皮下脂肪が減ったりするので、内面的なものよりはるかに効果はある。しかし、老化は止まることがないので、外面的なアンチエイジングは、しばらくするとまた必要性が生じ、エンドレスにエイジングに抵抗していかなければならない。どこまでもあきらめないと、テレビでときたま見かける妖怪風高齢美女のように、皺は消えるが、美容整形では消えない執着と浅ましさが顔に出てしまう。

アンチエイジングに踊らされ、老人が若さを取りもどせるような幻想を抱くと、いつまでも欲望に振りまわされ、暗愚と苦悩の無間地獄に落ちてしまう。年を取ったら経験も積み、いくばくかの分別もつくのだから、いつまでも元気で若々しくなどと思わないで、ある種の達観を目指したほうが、よほど賢明で安全である。

†リハビリは心の支えか

リハビリに関しても、世間には幻想が蔓延している。

先日も、テレビでリハビリの可能性をさぐる番組を見たが、紹介されていたのは、脳の右半分の機能を失いながら回復した青年や、右手がほとんど動かなかったのに、新しいリハビリで家事ができるようになった女性など、現場では〝奇跡〟に近い例だった。

番組では上等そうな器具がたくさん映され、自分もあんな器具でリハビリをすればきっと回復するのではと、希望を抱いた人も多かっただろう。あるいは、リハビリの専門医がつききりで指導をするのを見て、自分もあんなふうにしてほしいと切望した人も少なくないはずだ。

しかし、現実にそういうリハビリに手が届く人はごくわずかで、届いたとしても、実際に回復する人はさらにその何分の一かにすぎない。回復する人はふつうのリハビリで十分回復するし、そうでない人は、いくら最新のリハビリをやっても回復しない。

リハビリは以前は無期限で保険診療の適応とされていたが、効果が定かでないのに漫然と続けるのは無駄な医療だとして、２００６年の診療報酬改定で、脳血管障害の後遺症に対するリハビリは、発症後180日以内を保険診療の対象とするとされた。以後、細かな区分けが行われているが、180日以内という上限は変わっていない。

この改定が行われたとき、患者、医師会の双方から猛烈な反発が起こり、「リハビリ難民」「リハビリ中止は死の宣告」などという感情的な批判が巻き起こった。

患者側の言い分としては、機能の改善が見られなくても、麻痺の悪化を防いでいる効果はあるはずで、リハビリを続けることは生きる希望にもつながり、それを発症後180日で打ち切るのはあまりに画一的で乱暴であるということだった。

医師会も同様にリハビリの効果を重視し、日数制限は患者の切り捨てだと強く反発した。例によって患者の味方を装っているが、本音はリハビリ中止による収入減の回避である。リハビリの患者は長期間、安定的に通ってくれるので、医療機関としてはいいお得意なのである。

一方、政府の言い分としては、長期のリハビリは効果を示すデータがないので、保険診療の対象にするのは効果が実証されている急性期（発症後の短い期間）にかぎるべきであるということだ。言い分としてはこちらのほうがまっとうだが、マスメディアは気の毒な患者に不利になるようなことは、腰が引けて主張できない。

リハビリは本来、ゴールを決めて、期間をかぎって行うものである。筋力の改善や悪化の予防は、自分でできるし、自分でやらないと効果も出ない。しかし、日本は医療幻想が蔓延しているから、「病院でやってもらわないとだめだ」とか、「専門家に特別なことをやってもらいたい」と思っている人が多い。そんな患者の思い込みや依存心も問題だし、それを利用して漫然と収益をあげている医療機関にも問題がある。

長期のリハビリを保険診療の対象にもどしたいのなら、まず、客観的なデータを出すのが先決である。

†症状がよくなればいいというものではない

リハビリの目的は、もちろん症状の改善だが、現実はそう簡単ではない。症状がよくなって怒られるリハビリもある。

知人の理学療法士に聞いたことだが、ほぼ寝たきりの高齢女性の家に通って、訪問リハビリを懸命に続けたら、女性はベッドの横に立てるようになり、少しずつ歩けるようになった。同居の嫁はほとんどリハビリを見にくることがなかったので、驚かせてやろうと、嫁の目の前で女性にリハビリの成果を披露してもらった。喜ぶかと思いきや、嫁は何を余計なことをしてくれたのよという表情がありありで、理学療法士に「歩行訓練はもうけっこうです」と言ったのだそうだ。寝たきりのほうが介護が楽で、歩き出すと面倒や負担が増えるからである。

私も似たような経験がある。認知症の患者の在宅診療を続けていて、その女性が脳梗塞で寝たきりになってしまった。健康管理をしていた責任上、「申し訳ありません」と謝ったが、嫁は「いえいえ、寝たきりになってくれたほうがこっちは楽です」とあっけらかんと言った。

症状が改善したら怒ったり、寝たきりになったら喜んだりする介護者を、私は一概にひどいとは思わない。現場で介護する人が、どれほどの苦労と悩みを抱えているかを思えば、きれい事ではすまないからだ。もちろん、過酷な状況にありながら、愚痴ひとつこぼさず、頭が下がるような行き届いた介護を続けている家族もいる。逆に、冷たく、不親切で、老いの現実に対して理解のない家族もいる。それでもじっと耐えている高齢者もいれば、十分すぎる介護を受けながら、まだ不平不満を言い募る高齢者もいる。

介護の現場は過酷かつ複雑で、それまでの家族関係、経緯もあり、一筋縄ではいかない。見るも無惨な暴力の痕《あと》（しかし、被害者は認知症で暴力を忘れていたりする）、聞くに堪えない罵《ののし》り合い、涙を禁じ得ない悲惨、常識では考えられない介護放棄、残酷な親子関係、地獄のような嫁姑の諍《いさか》い、自暴自棄も致し方ない孤独、不如意、不遇、痛み、苦悩、耳について離れない叫び。

「こんなん蛇の生殺しじゃ。早よ死なせてくれ！」

「自分で死ねたら死ぬわ。死ねんから殺せと言うてるんじゃぁ！」

どうしようもない現実に直面し、自分の無力感に苛まれる。診察に行っている私はその場を立ち去れるが、家族は逃げ出せない。先の見えない日々、果てしもなく繰り返される苦役のような介護。その過酷さが、目の粗いヤスリのように人間的な感情を削り取っていく。

介護の現実は厳しく奥が深い。きれい事やまっとうな主張だけでは、何の解決にもならない。個人の尊厳、自由、権利、愛憎、欲望、執着、恨み、嘆き。それらがすべて不条理に絡み合っているのが介護の実態だ。だから私は、大切な親や配偶者が死んで、晴れ晴れした気持ちになる家族を軽々に批判する気になれない。

†無責任な100歳ブーム

ある雑誌の新聞広告に、「100歳長寿ピンピンコロリで大往生　あなたも実現！」と大きく出ていた。その横に「病気に勝った！　20歳若返った！　最先端の長生き塾」とある。

別の出版社の広告には、「もっともっと健康で、いつまでも若々しくいたい人にお伝えします　100歳まで20歳若く生きる方法」と医師の著書が紹介されていた。

さらに別の健康食品の全面広告には、「人生100年時代。長生きすることが、ほんとうに幸せであるために」と出ていた。

100歳まで生きることが、どれほど苦しみに満ちているか、少し冷静に考えればわかることだが、こういう宣伝文句が臆面もなく公衆の面前に披露されることに、私は深い諦念を感じる。

現実には100歳どころか、たいていは80歳代半ばから、全身が猛烈な老化現象に攻め立てられ、起居に激痛、食事に誤嚥《ごえん》の危険、排泄に粗相《そそう》の連続、目は疎く、耳は遠く、味覚・嗅覚も鈍麻し、もの忘れは激しく、あらゆる不定愁訴に悩まされ、若いころから喫煙していた人は息をするにも努力を要すという状態になる。それはたとえば、夕方になれば太陽が沈むのと同じくらい自然なことで、だれも止めることはできない。

にもかかわらず、最近は「100歳までボケない……」とか、「100歳まで元気に生きるナントカ」「100歳まで寝たきりにならない××」など、100歳は憧れの的のように取り沙汰される。果ては「100歳までキレイに生きる」という宣伝文句まであり、失笑も忘れて思わず絶句。

新聞にも「長寿革命」と銘打って、「『百寿』ニッポン〝若返り〟世界が注目」など、これが日本を代表する大新聞かと思うような絵空事が堂々と喧伝される。

別の全国紙では、「100歳まで生きたいと思う?」という読者アンケートが行われ、「はい」が35%、「いいえ」が65%という結果が出ていた。ほぼ3分の2の人がまともな感覚を備えていることに心安らぐ思いだが、記者が採り上げているコメントがいびつだった。「はい」と答えた人のコメントが、大半欲望に裏打ちされた夢物語で、「いいえ」と答えた人のコメントが地に足が着いているにもかかわらず、署名記事の筆者はこう結ぶ。

「このまま終わると暗くなってしまうので、命は大切だというまっとうすぎるほどの意見を最後に紹介しよう。「命をいただいたものは、可能な限り生き延びる義務があると思う。要介護の状態でも、それが可能な時代ならば、自ら死を望むべきではなく、悲しい、惨めと思っても、生きる気力は失ってはいけないのでは」(千葉、56歳男性)」

命が大切だとわかった上で、多くの高齢者があまりに過酷な状態に苦悩し、煩悶している現実があると言っているのだ。実際の長生きの残酷さを無視して、命は大切だからなどと言うのは、あまりに無責任かつ欺瞞的と断ぜざるを得ない。そんな浮ついた気持ちで実際に100歳まで生きたら、こんなはずではと、嘆くに決まっている。おめでたいきれい事で読者を油断させる記者に、「老いを甘く見るな！」と怒鳴ってやりたい。

†「K」を忘れた「PPK」

先に登場したピンピンコロリというのは、「PPK」とも略されるが、要するにピンピンと長生きして、死ぬときは苦しまずにコロリと死ぬということである。高齢者の医療費が少ない長野県から出た言葉で、すでに人口に膾炙《かいしゃ》しているので、聞いたことのある人も多いだろう。関連本もたくさん出ているが、「ピンピン」についてはあれこれ書かれているのに、「コロリ」に触れたものはまったくない。「ピンピン」と長生きする努力さえすれば、あとは自然に「コロリ」と死ねるかのような楽観ぶりだ。

現実はそう甘くはない。ピンピン長生きする努力というのは、要するに若いときから健康に注意し、身体を鍛えておくということだから、不摂生をしている人のようにコロリとは死ねない。内臓が丈夫な分、筋肉や関節、脳が衰え、いろいろ不自由になって、あちこち痛み、晩節を汚す状態になってもなかなか死ねない。つまりは「ピンピンダラダラ」になる危険性が高い。

むかしからコロリと死ぬのは、心臓発作か脳卒中と相場は決まっており、それは不摂生の賜《たまもの》である。

老衰も90歳を超えると、比較的静かな最期を迎えるが、それは決してコロリではなく、その前にたいていは年単位の寝たきり期間を経る。いわば「ヨボヨボコトリ」である。

中には文字通りのピンピンコロリの人もいるだろうが、それにも悪い面はある。最期がコロリでは、死の準備ができていないから、本人も周囲も取り返しのつかないことが出てくる。死ぬまでにしておくべきこと、死後に思いを残さないための指示や整理は、早めにやっておくに越したことはないが、ピンピンしている間はだれもあまり考えない。なにしろまだまだ元気で長生きするつもりなのだから。それで突然死が訪れると、しまったと思っても手遅れだし、遺された家族は、事後の処置をどうすればいいのか右往左往することになる。

ピンピンコロリなど望むより、「メメント・モリ（死を想え）」のほうがよほど実用的で、賢明だろう。不吉だとか、縁起でもないなどと拒んでいても、死は抗《あらが》いようもなくやって来る。どうせ来るなら、目を背けず、受け入れる心づもりをしているほうが安全にちがいない。いくら準備をしていても、いざとなると思い通りにはいかないだろうが。

†「意味もなく生かされている」

私は、在宅医療のクリニックで訪問診療を続けているが、少し前、2人の患者からショッキングな言葉を聞かされた。

1人は脊髄疾患で寝たきりの男性で、尿道に管を入れられ、デイサービスに行く以外、外出もできない。排便が気になるらしく、毎日浣腸をしているが、1日に何度も求めるので、「それは身体によくないですよ」と止めると、天井を見上げたまま鬱然《うつぜん》とこう呟いたのだ。

「何の意味もなく、ただ生かされとるんです」

思い通りにならない嘆きを、そう表現したのだろう。この人は忍耐強い人で、それまでめったに不平を口にしなかった。浣腸を止められたことで、諸々の不自由な思いが一気に込み上げたのだろう。私は医師として何かできないかと考えたが、実際的なことは何も思いつかなかった。

それから日を置かずに、今度は脳出血で寝たきりの女性に似たようなことを言われた。ふだんは診察のときに娘さんが付き添うが、たまたまその日は留守で、患者だけが家にいた。診察が終わると、女性が涙を流して「つらい」と訴えた。

「娘がおったら言えないけど、着替えが遅いと怒られ、ご飯をこぼしたと怒られ、ショートステイに無理やり行かされ、腰が痛くても湿布《しっぷ》も貼ってもらえない」

親子は遠慮がないから、かえってきつい対応になるのだろう。私から娘さんに何か言いましょうかと聞くと、怒られるからやめてと断わられた。そして、女性はあきらめきったようすで呟いた。

「つらくても、どうしようもない。意味もなく生かされているだけ」

2人の絶望と悲しみを和らげる力は、私にはなかった。

こういう実話はほとんどマスメディアには乗らない。あまりにありふれている悲惨はニュースにならないのだろう。おめでたい話や理想的な状況は、珍しいからニュースヴァリューがあるのかもしれない。しかし、私たちは知らないうちに耳に心地よい情報に慣らされ、理想的な状況が当たり前のように思い込まされていないか。幻想を植えつける一種の洗脳である。

大新聞の一面に毎朝載るコラムに、次のように書いてあった。厳しい老後が待ち受けていることに対して、「望むのは贅沢ではなく「尊厳ある老後」である」というのだ。ちょっと待ってくれ。「尊厳ある老後」がどれだけ贅沢なことか、書き手にはわからんのか。これではまるで「尊厳ある老後」が当たり前だと、無意識に読者に思い込ませているのも同じだ。

そもそも期待値が高すぎる。しかも、その「贅沢」を自分で実現しようとせず、国が保障すべきだとして、それができないと「こんな国は失格」などと書いている。その傲慢さに開いた口がふさがらない。

しかし、よく読むと、同じコラムの最後に、西洋の諺《ことわざ》として、こうも紹介されている。「老いて暖まりたい者は、若いうちに暖炉を作っておけ」

やはりほんとうのことは、記事の最後にそっと書いてある。

†終末期医療への幻想

終末期医療とは、死に向かう医療のことである。医療なのに死なせるのはおかしいと思うかもしれないが、今は医療が進みすぎて、命を延ばすことだけを考えているとたいへんな苦しみを生み出すので、死に向かう医療が必要なのだ。

終末医療は困難な選択の連続であるのに、マスメディアはさも簡単に割り切れるように書く。

たとえば、最近よく問題にされる胃ろうについてはこうだ。

胃ろうというのは、食事が口から食べられなくなったとき、腹部に穴を開けて、胃に直接チューブを入れ、そのまま留置して栄養を注入する処置のことである。老衰で食欲がなくなったり、食べたものがしょっちゅう気管に入るようになったりするとつけることが多い。

胃ろうをつければ、栄養と水分補給はまかなえる。しかし、意識がなくなり、関節が拘縮し、褥瘡《じょくそう》(床ずれ)ができ、無言無動の状態になっても、なかなか死ねない。それは本人や家族にとって、きわめて過酷な状況である。当然、排泄は自力でできず、褥瘡予防のためには体位変換も必要で、患者はガリガリにやせ衰え、虚空をにらみ、無意味に口を動かしたりするようになる。そのさまを見れば、だれでも考え込んでしまうだろう。

しかし、いったん胃ろうをつけると、栄養を与えないことは死に直結するので、途中でやめられない。やめると、場合によっては保護責任者遺棄致死罪に問われる。

そのため、はじめから胃ろうをつけない選択肢があるのだが、それを選ぶかどうかが問題となる。胃ろうをつけなければ、栄養失調や誤嚥性肺炎で死ぬ危険性が高いからだ。一方、胃ろうをつけると尊厳のない苦痛に満ちた延命になってしまう。

終末期医療では、常にこのつらい選択を迫られる。酷い長生きか、楽な早死にか。

その困難な現場の感覚を理解せず、「本人が何を求めているのか推定して寄り添う」とか「本人の希望に添うものであってほしい」などと簡単にまとめようとするのが、マスメディアだ。

読んだ人は、そうだそうだと思うだろう。しかし、そんな簡単な問題ではない。実際に胃ろうの選択で悩んだ経験のある人ならわかるだろうが、「本人の気持ち」がそもそも一定しないのだ。無駄な延命治療はいやだと言いながら、助かるならあらゆる治療をしてほしいと望む。終末期の治療の大半はやってみないとわからない。死が目の前に迫れば、延命してほしいと望み、治療して過酷な状態になると、なんとかしてほしいと訴える。

ふだんから心づもりがないから、その場になって気持ちが揺れる。専門家がなんとかしてくれると考えるのは、甘い幻想にすぎない。いざとなっても動揺しない心の準備を、ふだんからしておかなければならないが、それは口で言うほど簡単ではない。

望ましい最期を迎えることは、よほど幸運に恵まれないとむずかしく、たいていは嘆き、苦しみ、悔やみながら亡くなっていく。

それくらいに思っておけば、現実も少しは受け入れやすくなるだろう。

第6章

医師不足幻想

†医師不足と医療崩壊

ここ数年、医師不足と医療崩壊の危機が盛んにマスメディアを賑わせている。市民病院の閉鎖や外来休止、産科や小児救急の崩壊、患者のたらい回しや、地方の医師不足などで不安が高まっている。特に病院の勤務医は絶対数が足りず、勤務が激務化して、疲弊した医師が現場を立ち去り、残った医師の勤務がさらに激務化するという負のスパイラルに陥っていると言われる。

厚労省の統計によると、日本の医師数は２００８年で約28万６７００人。そのうち、引退したり、研究職や教育職などほかの仕事に就いている者が1万２０００人ほどいる。世界平均で見ると、ＯＥＣＤ加盟国の平均が人口１０００人あたり３・１人であるのに対し、日本は２・１人なので、絶対数が不足していると言える。

そうであれば、早急に医師の数を増やさなければならない、と考えるのは、あまりにも早計で、将来に大きな禍根《かこん》を残すことになる。医療の現場には、複雑に入り組んだ事情があり、足りないから増やすではとても解決しないからだ。

そもそも日本の医師数については、政府の方針に紆余曲折がある。まず、１９７０年に

「最小限必要な医師数＝人口10万人に対し150人」の目標が設定された。人口1000人あたりにすると1・5人だから、当時は今から思うとかなり医師は少なかった。

1973年に「一県一医大構想」が提唱され、県内に医大のないところをなくす方針が出された。私が浪人していた1974年にも、6月に浜松医科大学が新設され、3カ月遅れの入試を受けて予備校を去っていった学生もいた。このころは医師を増やす方向にあったのだが、1982年、臨時行政調査会が、「(医師の)過剰を招かないよう合理的な医師養成計画を樹立する」と提言し、政府は医師数の抑制に舵《かじ》を切った。さらにその翌年、厚生省の吉村保険局長(当時)により、有名な「医療費亡国論」が出て、将来の医師過剰が危惧され、医学部の定員は1995年を目途に、最低10％削減すべきとされた。

ところが2006年ごろより現場の医師不足が顕著になり、同年8月、厚労省は医師が不足している県の大学医学部で、地域定着策の実施を前提として、暫定的な定員増を認めた。具体的には、2008年度から最大10年間に、北海道や東北の各大学に毎年10人ずつの定員増である。

†医師不足の実態

医師が足りているか不足しているかは、立場によって見方が大きく変わる。現実に医師が定員割れで、現場が激務に陥っている病院や、医師の来手がなくて困っている地方自治体などでは、医師不足はきわめて深刻である。しかし、そこで求められるのは即戦力の医師で、今、医学部の定員を増やしたところで、現場はありがたくもなんともない。医学部入学者が一人前になるまでには、最低10年はかかるのだから。

また医学部の定員を増やしたところで、卒業と同時に他府県に行ってしまうようでは、地元にとっては意味がない。よくあるパターンは、都市部の偏差値の高い医学部に入れない学生が、偏差値が低めの地方大学の医学部に行き、医師免許を取ったあと、都市部にもどるケースである。ほかに地方出身者が、地元の医学部で医師免許を取ったあと、活躍の場が広がる都市部の大学の医局に入るケースもある。いずれも地方の医学部にすれば、教育を受けさせ、医師免許を取らせたのに、医師として働いてもらえないことになり、不本意なことだろう。厚労省が定員増の前提に、地域定着策をあげているのはこういう事情による。

厚労省は1982年の臨時行政調査会の提言以降、一貫して医師過剰を懸念している。現場の医師不足は絶対数の不足ではなく、偏在の問題だとする姿勢を続けており、2006年に医学部の定員増を認めたときにも、「医学部定員の増加は中長期的には医師過剰をきたす」と、負け惜しみのようなコメントをつけている。厚労省が医師不足を認めたがらない理由は、医療費の増大のせいだろう。

医療費が増えることを、なぜ厚労省はいやがるのか私にはよくわからない。表向きは、医療費の増大は経済を圧迫し、日本の国力が落ちるからという愛国的姿勢だが、本音は財務省から圧力をかけられるのがいやなのか、あるいは敵対する日本医師会が、常に医療費増大（医師の収入アップ）を求めることへの反発からだろう。

医師不足を認めるかどうかについて、医師会は微妙な立場にある。本音を言えば、医師が増えると個々の収入が減り、存在の特権性も薄まるので、基本的には数を増やしたくない。開業医の過当競争が激しい都市部などでは、医師増による将来の新規参入は好ましくないだろう。その一方で、我が子に跡を継がせたい開業医としては、医学部の定員増は歓迎すべきである。そんな損得勘定ばかりで動いているわけではないと言う人もいるだろうが、直接の利害が関わるときにだれしも建前では動きにくい。

†医師不足が発生した根本原因

全体として医師不足かどうかは別として、さまざまな現場で医師が足りなくなっているのは事実だろう。その根本原因は何か。

第一には医療の進歩、第二に臨床研修制度の改悪、第三に医局制度の崩壊である。

医療の進歩がなぜ医師不足を来したか。それは医師の業務が増えたからである。むかしは胃がんの手術でも、胃透視と胃カメラくらいでやっていた。今はCT、MRI、超音波検査など多くの検査を追加しなければならない。腹腔鏡《ふくくうきょう》手術や血管内治療など、新しい治療法が開発され、それに伴う検査や作業も繁雑になった。

さらには、インフォームド・コンセント(十分な説明を受けた上での同意)など、患者の権利の増大で、医師が患者や家族への説明、同意書の取得、質問その他への応対で、多大の時間をとられるようになった。患者の権利は当然、保障されるべきだが、相応の人員と態勢が必要なのに、それを整える間もなく権利保障ばかり求められたため、現場が追いつかなくなった。

第二の臨床研修制度は、2004年から新しくなったが、いちばんのポイントは、研修医（医学部を卒業して1～2年の医師）が、大学の医局に所属しなくても、自由に研修病院を選べるようになったことだ。それまで研修医は、大半が大学病院で研修を受けていたが、大学病院は症例が限られていたり、先輩医師の下働きのような雑用が多く、研修医の人数も多いので、実技を学ぶチャンスが少ないという欠点があった。

臨床研修制度が新しくなるとき、大学病院側は、研修を自由化しても状況はさほど変わらないだろうと高をくくっていた。ところが、賢い研修医たちは、豊富な症例があってばりばり腕の磨ける一般病院での研修を希望した。そのため、大学病院は兵隊たる研修医が不足し、それを補うために中堅の医師を一般病院から引き上げざるを得なくなった。そのため、一般病院で医師不足の状態になり、激務化で開業に転身する医師が増え、さらに激務化を進めるという悪循環になった。

第三の医局制度の崩壊は、教授が人事権を握る封建的な医局制度が批判され、医師の名義貸しや不正な寄付などでマスメディアに批判され、さらには新臨床研修制度で医局に属さない医師が増えたことから、崩壊につながった。

医局制度は、封建的な欠点はあったが、全員が教授の指示に従うという前提で、地方の病院や不人気の病院にも、医師が交代で赴任していた。医局の指示に従っているかぎり、不本意な病院に行っても、何年かすれば希望の病院にもどしてもらえる保証があったからだ。しかし、今は医局制度が崩壊したため、いったん不本意な病院に行くと帰ってこられる保証がなく、だれも僻地と呼ばれるような病院に赴任しなくなった。そのため、地域医療が医師不足に陥ったのである。

産科、小児科、特殊救急部などの医師不足にも、新臨床研修制度が関係している。以前は、研修医は大学を出てすぐ自分の希望する科に入局していたが、新臨床研修制度では、スーパーローテートと称して、内科、外科、小児科、産婦人科、特殊救急部を順にまわるようになった。そこで現場の過酷さを知り、もともとの希望を変えてしまう者が増えたというのだ。以前は何も知らずに入局して、その道に進まざるを得なくなったのが、今はお試し期間があるので、しんどい科に進む医師が減ったのである。

†〝絶対安全〟を求める弊害

新臨床研修制度の罪深さはほかにもある。

研修医を研修に集中させるために、当直のアルバイトを禁じたことで、医療全体に大きなひずみが出てしまった。

もともと、研修医のアルバイトは一般病院の当直が多く、私もかつて週に何回かバイトの当直に行っていた。医師として未熟な研修医が1人で当直するのだから、入院患者や救急外来の患者は不安だろう。実際、研修医が当直をしていたために、誤診や治療の遅れで亡くなったケースが新聞にも報道された。当然、世間はそんな未熟な者に当直をさせるのは危険だと批判する。研修医のアルバイト禁止の背景には、その批判をかわす意味合いもあった。

研修医がバイトをしないとなると、毎日の当直はだれがするのか。その病院の医師か、ほかのベテランの医師がせざるを得ない。そのため勤務医の当直回数が増えて、激務がいっそう厳しくなり、病院側は安い当直料の研修医ではなく、ベテラン医師に高い当直料を支払うようになって、経営が悪化した。

それでも研修医の当直の危険を放置するよりましと思う人がいるかもしれないが、実際にはさほど危険ではなかった。私自身も覚えがあるが、研修医は未熟だから、自分もハラハラしながら当直をしている。手に負えないと思えば、すぐその病院の医師を呼んで適切な処置をしてもらう。自分が手を出して、万一、患者が亡くなりでもしたら、医師免許が危なくなるからだ。すなわち、研修医の当直はいわば踏み切り番みたいなもので、危険なときにはベテランがカバーするシステムになっていた。重症の患者は毎晩発生するわけではないから、ふだんは研修医の当直で十分だった。それを毎晩、ベテランに当直させるのは、あまりに無駄が多い。

研修医が当直をしていたために、亡くなった不幸なケースはゼロではないが、全体からすればごくわずかな犠牲である（未熟なドライバーによる交通事故の犠牲者よりはるかに少ないだろう）。死亡者を軽んじることは決して許されないが、〝絶対安全〟を求めることは、ときに想定外の弊害をもたらす。わずかな不幸なケースをゼロにするため、研修医のアルバイト禁止という極端な措置を講じたため、医療界全体にひずみを与える結果になった。

もともと、研修医がアルバイトをするのは、研修医の手当（月額10万円前後）では生活が苦しいためだった。そのため、新臨床研修制度では、研修医のアルバイトを禁じる代わりに、月収を30万円前後にするよう定めた。すると、若手の指導医より高給になるケースが出てきた。何も知らない研修医が月額30万円ももらっているのに、それより安月給の指導医がていねいに指導できるだろうか。

おまけに、研修医の過労死問題で、最高裁が研修医は労働者であると認定したため、労働基準法の適応を受けるようになった。すなわち、規定の残業時間が過ぎれば、患者の容態がどうであれ、定時終業が権利となり、休日は病院に来なくてもよく、当直明けには休みを取れるなど、診療より労働者の権利を優先できるようになった。
果たして、それで使命感のある医師が育つだろうか。

†〝正義〟が破壊した秩序

日本に特有の医局制度は、多くの問題を孕《はら》みつつも、日本の医療水準の維持に大きな貢献を果たしてきた。僻地と呼ばれる病院への医師派遣もそうだが、それ以外にも、医師が病気で倒れたときの補充や、問題のある医師の交代、医師同士のもめ事の仲裁など、簡単に解決できない問題を一手に引き受け、病院医療を支える役割を果たしていた。個性の強い医師の秩序を維持するには、医局のような封建的な制度が、いわば必要悪だったと言えるだろう。

医局制度崩壊のきっかけとなった医師の名義貸しは、東北や北海道の医師が定員割れしている病院で起こった。厚労省は医療の質を保つために、ベッド数当たりの医師定員を決めている。それに満たない病院は、診療報酬が減額される。ただでさえ経営の苦しい病院は、診療報酬が減額されればさらに苦しくなるので、医局に医師の名義貸しを依頼したのである。

これは不正にはちがいない。しかし、病院が破綻すれば、困るのは地域住民である。不正を承知で必死に病院の存続を図っている医療機関に、規則を盾に正義の鉈《なた》を振り下ろすことが妥当だろうか。ただし、名義貸しをしていた医師らが、勤務実態がないにもかかわらず、報酬を得ていたのは問題ではある。

もうひとつのきっかけとなった不正寄付問題は、奈良と宮城、青森などの大学で発覚したが、これは医局の教授が病院から医師派遣の見返りとして、現金を受け取った問題である。医局では人事権を教授が握っているため、病院側は少しでもよい医師を派遣してもらおうと、カネで配慮を求めたのだ。一部に公立病院も含まれていたため、「税金が不正寄付に流用された」とマスメディアがこぞって批判した。

医局制度に対する批判は、以前から水面下ではくすぶっていたが、それは大名行列とも呼ばれる教授回診などの権威への世間の反発や、医局制度のために冷や飯を食わされた医師の不満が背景にある。世間の反発は感情的なものだし、医局制度で冷遇された医師は、不運もあるだろうが、実力に問題があった可能性も高く、不満は逆恨みに近いものもあったはずだ。

そこに名義貸しと不正寄付という恰好の攻撃目標が得られたため、〝強い者いじめのポピュリズム〟が得意のマスメディアは、正義を振りかざして医局制度の問題点ばかりあげつらった。結果、ときを同じくしてはじまった新臨床研修制度で、医局への入局者が激減し、制度そのものが機能しなくなった。医局制度とは、医師の大多数が従属することではじめて成り立つある種の〝共同幻想〟だったからだ。

医局制度が崩壊して、病院側は医師確保に多大の困難を強いられることになった。それまでは教授の機嫌さえ損ねなければ、あとは医局から〝品質保証〟のある医師が順繰りに派遣されてきた。ところが、今は自前で医師を確保しなければならない。よい医師は取り合いになり、フリーの医師は医局の保証がないので、どんな医師か見当がつかず、とんでもない医師を雇うリスクを負わねばならない。医師の急な退職や休職にも対応しなければならず、自治体病院などはさぞ頭が痛いことだろう。

†〝医は仁術〟はどこへ

具体例として、2006年に三重県尾鷲《おわせ》市の市立総合病院で起きた事例を紹介しよう。

尾鷲市では産婦人科医がどうしても確保できず、年収5520万円という高額で医師を雇用せざるを得なかった。これに対し、市議などから報酬に対する誹謗《ひぼう》や、医師の過去に関する中傷が行われ、医師は「気持ちが切れた」として、契約を更新せず1年で立ち去った。

たしかにこの年収は高額だが、この医師は病院に常駐して、24時間出産に備え、休みは年末の2日しかないという激務をこなしていた。さらには医師1人で帝王切開から早産、逆子《さかご》、前置胎盤《ぜんち》などにも対応するという綱渡り勤務で、その心労は思うにあまりある。

そんな実情も理解せず、やっかみ半分で市がせっかく苦労して確保した医師をやめさせてしまった市議の責任は重い。結果、産婦人科が休止に追い込まれたツケは、すべて市民に押しつけられた。

もう一例、大阪の阪南《はんなん》市立病院（現・阪南市民病院）では、2008年に医師8人が辞表を出す事件が起きた。その前年に医師9人が退職して、内科が閉鎖状態になったため、市が年収2000万円を提示して医師募集を行い、9月から診療を開始していたのである。ところが10月の選挙で市長が交代し、新市長がその医師らの年収を以前の1200万円に下げたのが辞表提出の理由である。年収2000万円で募集しておきながら、就職後たった1カ月で大幅の減額は明らかな契約違反だ。辞表提出もやむなしと見る向きもあるだろうが、市立病院の内科といえば、市民の医療の中心的存在である。報酬が減ったら即、辞表を提出するとは患者を見捨てるにも等しい、と見る人もいるだろう。しかし、医師も生活設計があるから、あまりに大幅な減額には耐えられないのが現実だ。いくら患者のため、市民のためとはいえ、現実は甘くはない。

新市長も医師が憎くて報酬の減額に踏み切ったのではないだろう。逼迫《ひっぱく》する市の財政でやむを得ない事情があったにちがいない。それなら無責任に高額報酬を提示した前市長に非があるのかもしれないが、前市長も1200万円の報酬で医師がいっせいに退職した現実の前に、背に腹は代えられない思いで決断したのかもしれない。

こういう事例に接するたび、〝医は仁術〟という言葉がすでに死語になっているのを感じざるを得ない（正義の味方を自任するテレビのキャスターや、一部の国会議員などは、ときどき時代錯誤的に口にするが）。かつてはそんなきれい事が言えるくらい、医師が経済面、精神面ともに〝ノーブレス〟だったのだろう。残念ながら、今はそれも幻想でしかない。

†患者側の原因で生じた医師不足

患者が医療に安全と安心を求めるのは、当然のことである。だが、そこに〝絶対〟の文字がつくと、求めすぎということになる。それが現場を疲弊させ、崩壊へと追い詰めるからだ。結果、患者の安全と安心が得られなくなる。

好例は小児科救急の崩壊だろう。

通常、総合病院の当直は、内科系と外科系の医師が1人ずつの2人態勢のところが多い。内科系には内科以外に小児科、精神科、放射線科、皮膚科などが含まれ、外科系には外科医以外に整形外科、泌尿器科、眼科、耳鼻科などが含まれる。従って、小児科医は内科系のグループの一員として当直していればよかった。

ところが、医療に関する情報がいびつに伝わり、子どもは急変しやすいので、内科医ではなく小児科医の診察を受けるべきだという風潮が世間に広まった。

そこに、内科の当直医が診察して問題ないと帰らせた子どもが、未明に死亡した事件などが報道されたため、いっそう不安が高まった。夜に子どもが病気になっても専門医に診てもらえるようにしてほしいという要望が強まり、小児科医は毎晩、当直をするという病院が出てきた。当然、小児科医は当直の回数が激増し、激務に耐えかねた勤務医が次々と当直のない開業医に転じ、小児科救急が崩壊した。

私の知人の小児科医も、同様の理由で病院をやめて開業したし、私が住む堺市《さかい》では、深夜の小児科救急病院は1カ所しかないのが現状だ。妻の知人で小児喘息《ぜんそく》の娘を持つ母親は、毎晩、発作が出ないか気が気ではないと話していた。

夜間の救急では、昼間の混雑を避けて、すぐに診てもらえる夜間に受診する不心得者がいるのも事実だ。知人の内科医も、朝から熱があったという患者を夜間の救急外来で診察して、「なぜ、もっと早く来なかったのですか」と聞くと、「昼間は混んでるから」と臆面もなく答えられて、唖然としたと話していた。

また、いわゆる「コンビニ受診」も、現場を大いに疲弊させている。特に、夜間の小児科救急は、受診者の9割が軽症とされ、夜にわざわざ病院に来る必要はないとされる。私も在宅医療で経験があるが、深夜でも重症の患者の診療は疲れを感じないが（むしろ自分が必要とされている実感があり、高揚する）、まったく治療を急ぐ必要のない患者に起こされると、心身ともにひどく疲れる。

日本では軽い症状でも医療機関に行く傾向が強いことは、データでも明らかだ。日本の医師は1年間に平均8500人の患者を診察するが、アメリカでは2200人、OECD加盟国の平均でも2400人である。

しばらくようすを見たら治る病気も多いのに、すぐ病院へ行こうとするのは、医療界と製薬業界が長年にわたって作り上げた「早期治療がよい」という幻想の成果である。

軽傷者が病院やクリニックに詰めかけると、重症者の治療が遅れたり不十分になる弊害がある。閑古鳥《かんこどり》の鳴くようなクリニックや病院はコンビニ受診を歓迎するだろうが、ほんとうに必要な医療をやりたいと思っている医療機関は、軽傷者の受診はため息モノであるはずだ。

病院に行ったほうがいいのかそうでないのか、患者側に判断しにくいのはわかるが、ある程度の自制や冷静な判断は必要である。

こう書くと、すぐ、「コンビニ受診のどこが悪い、受診を控えたために手遅れになったらだれが責任を取るのか、病気の子どもを抱えた親の不安を考えてみろ」などと批判されるが、小児科救急が崩壊した今、もう少し率直に現実を見る必要があるだろう。「日本の医療は進んでいて、だれでも安心して暮らせ、助かる命はすべて助けられる」という幻想があるから、要求のレベルが青天井になる。日本の医療に、そんな高すぎる期待に応えられる実力は、とてもない。

幻想に基づく批判は、医療者の心には決して届かない。医療者側は、実情も知らずによく気楽に要求ばかりできるよなと、シラケるばかりである。

†セカンド・オピニオンは有益か

診断がついた病気について、別の医師に再度、診断や治療方針についての意見を聞くことを「セカンド・オピニオン」という。マスメディアは盛んに推奨しているが、果たしてほんとうに有益なのか。

新聞などで紹介されるセカンド・オピニオンの話は、だいたいストーリーが決まっている。ある病院で手術をしなければいけないと言われたが、どうしてもいやだったので、セカンド・オピニオンを求めると、内科的な治療で大丈夫なことがわかった、あるいは、ある病院で治療法がないと言われてあきらめかけていたが、セカンド・オピニオンでまだ治療の見込みがあるとわかったなどである。ハッピーエンドの話ばかりで、そんな記事を読めば、だれでもセカンド・オピニオンを取りたくなるだろう。

記事にウソがあるとは言わないが、紹介するエピソードが偏っていないか。実際には、セカンド・オピニオンで手術しなくていいと言われたため、内科の治療で手遅れになってしまったとか、セカンド・オピニオンで治療法があると言われて試したら、副作用で逆に命を縮める結果になったという例も少なからずあるはずだ。

セカンドよりファースト・オピニオンのほうがよかったという話もあるはずなのに、それを紹介しないのは、ひとえにマスメディア側の都合だ。セカンド・オピニオンのおかげで救われたという美談しか、世間の目を惹かないのだから。

大阪府立成人病センターで以前、セカンド・オピニオン外来を担当している知人に聞くと、ファーストとセカンドで方針が変わるのは、全体の1〜2割だと言っていた。たいていは最初の見立てと同じなのだ。それはそうだろう。診断や治療方針は、医学に基づいているので、医師個人によって答えが変わることがそう頻繁にあるはずがない。

セカンド・オピニオンを求めるのは、要するに自分の意に沿わない診断や治療方針を言われた人で、まず自分の希望があるから、セカンドでも気に入らなければ、サード、フォースと進み、ドクター・ショッピングに陥る危険性がある。

セカンド・オピニオンが流行る背景には、医師は信用できないという〝逆幻想〟もあるだろう。医療ミスや医師の不祥事、隠ぺい体質などのニュースがマスメディアを賑わすから、世間の医師不信は実際以上に増幅されている。そこへ気に入らない意見を言うファーストの医師は悪者、それを救ってくれるセカンドの医師はヒーローというストーリーが、マスメディアによって用意されるので、セカンド・オピニオンはすばらしいという幻想に知らず知らず誘導されるのである。

セカンド・オピニオンは同じ病気を二重に診察するのだから、贅沢な医療である。医療費の抑制が社会全体の要求である昨今、そんな贅沢をする余裕はないはずだ。セカンド・オピニオン外来の医師も言うように、8〜9割は無駄なのだから、とても有益とは言えない。それに医師も手を取られるから、医師不足の要因にもなる。

しかし、医師がマスメディアに報じられるような不祥事を起こしているのも事実なので、患者がセカンド・オピニオンに走らないようにするため、まず医師自身が世間の信頼を得るよう身を律しなければならない。

†医学部の定員を増やせばどうなるか

医師不足を解消するため、民主党は2009年のマニフェストに、「医師数を1・5倍にする」と書いた。後先を考えない人気取り公約はぞっとするほど恐ろしい。もしそんなことが実現したら、医療界はとんでもないことになる。

まず、だれが考えてもわかることだが、医学部の定員を増やせば、裾野が広がるわけだから、増えるのはこれまでより成績の悪い学生ばかりである。もちろん、成績のよい医学生がよい医師になるとかぎったわけではないが、学力の低い者が医師になれば、明らかに医療の質は下がる。薬の名前を覚えていない、診断をまちがえる、合併症を見落とす、症状の背景を理解しない、治療の経過を予測できないなど、学力不足に起因するトラブルが増えるだろう。

定員増は学生の質を下げるだけでなく、教育のレベルも低下させる。知人の内科教授が嘆いていたが、教員の数、実習設備、患者数にかぎりがあるのに、学生だけが増えれば、とても同じ教育レベルを維持できない。今の状態で医学生の数が1・5倍になれば、単純に考えて、教育の質は3分の2に薄まる。教育側の人員や設備も1・5倍になればいいが、ふさわしい人員確保と人件費、設備の手当はだれがするのか。大学病院では、「ポリクリ」といって、医学生が実際に患者を診察する臨床実習があるが、医学生が増えたからといって、患者をすぐ1・5倍にはできない。

医学部の教育は、少数精鋭でやるからこそ、きめ細かな指導が可能で、ある程度の質を保証できる。医学部の定員を増やして、今と同じレベルの医師国家試験を実施すれば、医学部卒業生は増えても、不合格者が続出することになるだろう。教育レベルの低下で、それまでならぎりぎり合格していた学生も不合格になりかねない。

仮にうまく医師が増えたとしても、現場の問題はすぐには解決しない。医師の科目選択や勤務地を医師の自由に任せているかぎり、人気のある科や都市部の病院に医師が集中するだけで、相変わらず勤務の過酷な科や、不人気の地域に行く医師は簡単には増えないだろう。

一方、増えた医師らも当然のことながら、相応の収入を求める。医師は人件費が高いから、それを稼ぎ出すためには、今以上に不要な検査や治療を増やさざるを得ない。医師の数が増えるということは、医療費が増大するということで、日本全体としては大きな不利益を蒙る。

このように医学部の定員増は、医療の質の低下と、無駄の増大を招く最悪のシナリオである。無医村があちこちにあるような時代ならそれも致し方ないが、今の医師不足は幻想に近いもので、やりようによっては、今の医師数で十分にまかなえる。

†医師不足の解決策その1　医師の自由の制限

それではどうすればいいのか。

ずばり、解決策の第一は、医師の自由を制限することである。

現在の制度では、医師が何科に進むかは、まったく個人の自由に任されている。だから人気のある科には人が集中し、不人気の科は志望者が集まらない。進路を自由に任せているかぎり、勤務がきつい科、医療訴訟のリスクの高い科、収入の低い科に進む医師が増えるはずがない。

増やすには何らかの付加価値をつけるか、支援策が必要となる。手っ取り早いのは報酬を上げることだが、ほかの科を下げずに一部を上げれば全体として医療費の増大につながり、一部を上げるためにほかの科を下げれば、その科の医師のインセンティブが下がり、医療が荒れる危険性が高まる。

それを解決するには、大学ごとに進む科を定員制にして、成績もしくは何らかの評価に応じて、上位者から順に希望の科に入れるようにすればいい。科の側から面接などで選別してもいいだろう。これまで入局者数はそのまま医局の勢力につながったので、どの科も来る者は拒まず式で入れていた。主導権を握る強い科は、勢力の拡大ばかり考えていたから、定員制には反対してきた。しかし、今や志望者ゼロの科が出てくるような事態に至っては、定員制にして、どの科にもバランスよく医師が振り分けられるようにしなければならないだろう。

ただし、そのやり方では、不人気の科に成績の悪い者が集まるという弊害が生じる。さらに、科を変わる自由を制限すると、不本意な科に配属された医師がやる気をなくしたり、場合によっては医師を廃業する者も出てくるかもしれない。

各科の人数のバランスを保つためには、不人気な科のマイナス面を是正することも重要だ。訴訟のリスクの高い産科や外科などには、「無過失補償制度」(過失の有無に関わらず、医療被害が発生した場合は保障される制度。この制度では患者側が訴訟をしなくても保障を受けられる)の導入が必要だろうし(ただし保障の財源をどこから手当てするかが問題)、コンビニ受診で疲弊している小児科には、患者側の受診抑制が必要だろう。激務の科には、あとで述べる業務仕分けで負担の軽減を図ることが可能だ。

医師不足のもうひとつの大きな要因は、都市部と地方の医師数の格差である。これも医師がどこで働こうが自由であることによって、状況が悪化している。医局制度が機能していたときは、教授の命令で僻地に赴任する医師もいたが、今はいつもどってこられるかわからない僻地の病院に、好きこのんで赴任する者はいない。生活の便利さ、子どもの教育などを考えると、都市部に医師が集中するのは当たり前である。だから、都道府県で居住歴や卒業大学を勘案して、医師の自由な移動を制限すればいい。現に、アメリカ、イギリス、フランス、ドイツなどでは、政府や医師会によって、患者数を踏まえた医師の適正配置が行われている。

この案には、憲法に保障された移動の自由が侵害されるという反論があるが、ほかの職業でも、移動の自由が制限されているものはたくさんあり（会社員の多くは会社の都合で転勤させられる）、医師という職業を選んだ時点で、受け入れなければならないと考えることもできるだろう。

†医師不足の解決策その2　医師の集約化

医師不足解消にさらに効果的なのは、医師の集約化である。

現在は、多くの病院に医師が散らばっているために、それぞれが激務に陥っているのであり、専門分野ごとに医師を集約化した専門病院を作れば、医師数も増え、各自の負担も大幅に減る。たとえば、各都道府県に消化器医療センターのような病院を3ヵ所ほど作り、消化器内科と消化器外科の専門医をそこに集めれば、かなり余裕をもって高度な医療ができるはずだ。

これを実現するには、まず医師が集約化に対応できる通勤圏内に住む必要がある。医師はその犠牲を払う分、報酬面や休暇など福利厚生で優遇されなければならない。

専門分野別に医師を集約するためには、医師ばかりではなく、患者側の協力も欠かせない。集約化された病院は数が少ないので、必ずしも家の近くに病院があるという状況にならないからだ。場合によっては、家から遠い病院に入院しなければならないことを受け入れてもらわなければならない。

医師の集約化で大きな問題になるのが、地域住民のエゴである。実際、関西のある隣接する2つの市で、ともに市立病院の産婦人科が人手不足なのは不合理なので、片方に産科医、もう一方に婦人科医を集約しようという話が持ち上がった。そこまで合意したが、ニーズの高い産科医をどちらに集めるかでもめて、結局、話が流れてしまった。地元住民がともに産科の誘致を譲らなかったからだ。

今はこれだけ交通の便がいいのだから、多少の遠距離通院や入院を受け入れなければ、医師の集約化計画は進まない。高度な医療を受けたいし、しかも家の近くで受けたいというのは、贅沢な望みである。

ただし、医師の集約化にも問題はある。それは高齢者など、複数の専門分野にわたる病気を抱えた患者の治療には、必ずしも十分対応できないことだ。

†医師不足の解決策その3　医師の業務仕分け

医師不足解決策の三番目は、医師の業務仕分けである。医師の業務とされていることを、看護師や技師に委譲するのである。

医師法には「医師でなければ、医業をなしてはならない」とあるが、医師でなくてもできる業務まで医師にさせられるのは不合理だ。たとえば、簡単な傷の消毒や処置、ガーゼ交換、抜糸《ばつし》、検査などである。これを看護師や技師にやってもらうと、医師の負担はかなり軽くなる。

さらに患者説明やカルテの記載、診断書や紹介状、役所や保険会社の書類なども、医師が直接すべきものもあるが、型通りの説明や、同じ文言の引き写しも少なくない。それらを医療秘書に代行してもらえば、同じく医師の業務負担は大いに軽減する。

看護師や技師とてひまではないので、彼らに医業を委譲するなら、相応の対応をしなければならない。医師同様、看護師や技師でなければできない仕事以外の業務が少なくないので、これを看護助手やヘルパーに委譲すれば、看護師や技師にも余裕ができる。そのためには看護助手やヘルパーを増やす必要があるが、これは人件費や養成の点から見ても、医師を増やすよりはるかに簡便である。医療費の増大にもつながらない。

ただし、ここにも患者側の協力が必要で、これまで何でも医師にやってもらっていたことを、看護師や技師に代行されることを受け入れてもらわなければならない。

アメリカでは「ナース・プラクティショナー」として、軽症患者の診断、治療、投薬などができる看護職がある。日本でも、傷の縫合や気管内挿管《そうかん》、在宅患者の薬の変更などができる「特定看護師」の資格創設が検討されている。

治療や診断は医師でなければ不安だという人もいるだろうが、何でもかんでも医師に求めることが、医師不足の要因のひとつであるのは事実だ。

今の日本の医師不足は、医師が科の選択や移動の自由の制限を受け入れ、患者側がコンビニ受診の自制、病院の遠方化、医師以外による医療行為を受け入れれば、合理的に解決できる。

実際は、この2つのハードルは途方もなく高いのだが。

第7章
マスメディアが拡げる幻想

†奇跡のうつ病治療

うつ病は今や患者数100万人を超える深刻な病気である。

先日、NHKの朝の番組で、「うつ病治療の新常識」と銘打って、うつ病の新しい診断法と治療が紹介されていた。脳科学の進歩で、うつ病の正体が明らかになりつつあり、脳の働きを画像化して診断する先進医療がはじまったというのである。

その診断に使うのは「光トポグラフィー」という検査で、皮膚や骨を透過する近赤外線を頭部に照射して、その反射から脳の各部位の血流を測定するものである。この検査により、うつ病患者を正しく診断し、治療に生かせるようになったという。

番組で紹介された患者は、「双極性障害」(いわゆるそううつ病)なのに、うつ病と診断され、長らく抗うつ剤をのんでいたが、症状がよくならないばかりか、衝動的に妻に怪我をさせるなどの危険な状態になっていた。それが光トポグラフィーで双極性障害であることがわかり、正しい治療を受けて、改善したというのだ。

そんな例が紹介されると、自分も双極性障害かもしれず、光トポグラフィーで正しい診断を受ければよくなると思ううつ病患者も多いだろう。しかし、実際は、そんなことはまず起こらない。通常の双極性障害であれば、定期的にそう状態が現れるから、別に光トポグラフィーで診るまでもなく診断がつく。症状があいまいな場合でも、うつ状態には抗うつ剤を使用することもあり、新しい検査で正しい治療法が見つかって、病気が治ったなどということは、ゼロではないがきわめて稀にしか起こらない。

番組では、アメリカで行われている「経頭蓋《けいとうがい》磁気刺激」という治療法も紹介されていた。これは不安や恐怖をコントロールする「扁桃《へんとう》」という部分の働きを抑えるDLPFC（「背外側前頭前野《はいがいそくぜんとうぜんや》」）というところに、磁気刺激を与えるもので、うつ病の治療に劇的な効果があるという。

番組では実際の患者の治療経過が紹介されるが、ゲストのタレントは、患者がうつ病に苦しむ場面では悲しげに眉を寄せ、症状が改善すると我がことのように喜ぶ。そして治療に副作用がないことを知ると、心から安堵の表情を見せる。絵に描いたような予定調和のハッピーエンドである。しかし、現実を知っている者からすれば、アホらしくて涙も出ないというところだ。

ゲストには医師も招かれていて、専門家らしく治療の効果は一時的であることを説明するが、ほとんど無視され、スタジオでは治療のよい面ばかりが強調される。

この治療を行うアメリカのクリニックでは、7割の患者が症状を改善させたと紹介されるが、そんな映像を見れば、多くの患者が自分も受けたいと思うだろう。しかし、現実にはその治療に手の届く患者はほとんどいない。

ゲストのタレントは善意いっぱいの表情で、「日本でも1日も早く導入してほしいですね」などと言うが、まだまだ検証しなければならない問題は多く、口で言うほど簡単にはいかない。それをきちんと説明せず、夢の治療がそこまで来ているように見せるのは、視聴者の幻想を深めるばかりだ。

2年前にはNHKスペシャルで「認知症を治せ！　劇的に改善する患者▽アルツハイマー病期待の新薬」と題して、認知症治療の最前線を報じていた。期待して観たが、まったくの空振りだった。

紹介されていたのはレンバーという新薬だが、まだまだ治験段階で、よくなった例もあるが、実用化にはほど遠い（できるかどうかもわからない）。にもかかわらず、まとめは「認知症は治らない、認知症は防げないという常識が今変わりつつあります」。

テレビは、どれだけ世間に幻想を植えつけたら気がすむのか。現場で認知症で苦しむ患者や家族を目の当たりにしている私には、この安易なきれい事は残酷だとさえ思える。

「治せるものなら治してみろ！」と一喝したくなる。こういう番組は、徒《いたずら》に病に苦しむ人を傷つけ、病気でない人に甘い夢を見させて油断させる有害番組である。

ただ、うつ病の番組では、最後にこの治療を受けるには2カ月はアメリカに滞在しなければならないし、治療費だけでも約80万円かかると補足していたのは、まだしもNHKの良心だろう。

†テレビの医療系番組のずるさ

民放では、この種の〝奇跡の治療〟は、よいことばかり喧伝され、副作用の危険や実際に治療を受けるための困難さについては、まず公正には説明されない。

そもそも、テレビの番組は、新しい治療や検査について、正しい情報を視聴者に伝えようという気などさらさらなく、いかに視聴者を喜ばせ、怖がらせ、驚かせ、おもしろがらせるかだけが目的としか考えられない。

バラエティやお笑い芸人が仕切る番組でも、医療の話題は大人気で、ときどき医師をゲストとして招き、いかにも事実という雰囲気で、夢物語のような治療を紹介する。しかし、実際の医療は複雑で、さまざまなケースや例外が考えられ、効果の判定も単純には下せない。

たとえば、がんの大きさでも、いったん縮小してもまた増大することはいくらでもあり、ひとつの腫瘍は小さくなっても、別の場所に新たな腫瘍が発生することもある。血液検査のデータも、何カ月か経過を追ってはじめて効果の有無を判定できる。それなのに、テレビはすべてをビフォー・アフターふうに単純化して紹介し、視聴者を安易に納得させてしまう。ウソや捏造はないにせよ、明らかに事実でないことが伝わる危険性を、テレビはいっさい無視する。

テレビに出ている医師の説明などを聞いていると、「ちょっと待て」「それはおかしい」「そうとはかぎらんだろう」とツッコミを入れたくなることの連続だ。ところが画面では生真面目そうなゲストが深々とうなずいて見せたり、お調子者のタレント文化人が感動して見せたりして、視聴者をミスリードしていく。

第4章で書いたドラッグ・ラグを批判する番組は、海外の薬に頼らざるを得ないがん患者の窮状を、お涙頂戴ふうに訴えたあと、厚労省の認可の遅さを頭ごなしに批判する。現場の実情、背景、経緯をきちんと検証せず、潜在的に憎まれ役の役所を責めるのは、実に卑劣なやり方だ。

視聴者の多くは、そんな番組に同調するから、テレビのずるさは改めようがない。結局、損をしているのは、あらぬ幻想に導かれる視聴者なのだが、幻想は心地よいので、なかなかだれも目を開こうとしない。

今ひとつのテレビのずるさは、「自分たちは医療の素人だから、詳しいことはわかりません」という姿勢を前面に押し出して、まちがいや不正確さに予防線を張りながら、同時にテレビ的判断で番組を都合のいい予定調和に誘導することだ。そうしないと番組が成り立たないのかもしれないが、医療幻想を増幅させる番組が、いかに人々を危険な油断に導き、医療に対する期待値を高めて失望の度合いを深めているかを、考える必要がある。

テレビの医療系番組は、日本人の健康不安と医療好きにつけこみ、売らんがために興味を惹くネタを並べただけの見世物だと、しっかり眉に唾して見たほうがいい（この本も、同じ穴のムジナでない保証はないが）。

†製薬系企業のCMのずるさ

CMは商品を売るためのものだから、同じ経費をかけるなら、たくさん売れるようにするのは当たり前である。そのため、誇大広告気味になったり、ウソ八百に近いキャッチフレーズが躍ったりする。余談ながら、私自身の小説の宣伝でも、「読み出したら、やめられない」だの「想像を絶するミステリー」だの、著者が赤面するような文言が堂々と掲げられている。しかし、少なくとも私の本は、「あなたのためになりますよ」というおためごかしな雰囲気は出していないはずだ。

しかし、製薬系企業の宣伝には、「こうすれば病気が治りますよ」とか、「症状が楽になりますよ」というような、人の弱みにつけこんだ〝ウソ〟がまかり通っている。それもはっきりしたウソではなく、逃げ道を確保した上で消費者を誤解に誘導する高度な〝ウソ〟である。

たとえば、ある製薬会社の宣伝文句。

「新しい認知症の治療がはじまりました」

認知症の患者やその家族は、思わず目が吸い寄せられるだろう。なにせ今の治療では認知症は治らないのだから。しかし、広告のどこを見ても具体的な治療内容はわからない。はじまったのは事実だろうが、効果があったとはどこにも書いていない。単なるキャッチフレーズである。それを病気に苦しむ患者や家族が、どんな思いで見ると思うのか。溺れる者はワラをもつかむの心理につけこみ、薬を買わせて、失望させる。実際の有効性を明らかにすると薬が売れないので、イメージに訴えているのだ。

同じく認知症の薬を売っている会社が、新聞にこんな全面広告を出していた。

「たとえ認知症になったとしても、ご本人だけでなく、ご家族までも、ずっと、じぶんらしく」

……生きられます、とは書いていない。しかし、ふつうに読むと、何となくそうなるような印象を与える。その大きな見出しのあとに、「×××（会社名）は、製薬会社として根本治療薬の開発を目指すとともに、フォーラムやセミナーなど、さまざまな活動で「認知症をあきらめない社会へのサポート」を続けます」とある。ここに明らかなウソはない。さまざまな活動を続けているのは事実だろう。効果をあげているとは書いていない。そう思うのはお客さまの勝手というわけだ。

もっと悪辣なのは、第1章でも書いたサプリメントや健康食品のCMである。

ある会社のグルコサミンの広告。

「世界初の快挙！　量産化に成功！」とまず読者の目を惹き、グルコサミンは「単純に補給するだけではなく、良質のものを選ぶのも大切でしょう」と書いてある。これは事実だ。宣伝している商品がそうだとは書いていない。だが、ふつうに読めば商品がその「良質のもの」と思ってしまう。さらによく読むと、宣伝の商品は「天然型であるため年齢とともに失われていく成分のものと同様のものです」（傍点引用者）とある。同様のものとは、すなわち同じものではないということだ。しかし、かぎりなくそれに近い印象を与える。ウソをつかずにウソを信じ込ませるテクニックだ。

別の会社のヒアルロン酸の広告は、新聞のカラー全面広告で、大学病院の整形外科教授と上品な有名女優を並べ、「期待が高まる「再生医療」の可能性」と銘打ち、思わせぶりにこの会社の製品が膝の「軟骨再生医療」につながるかのように書いている。ただし、商品名は書いていない。テレビCMですでに超有名だから、伏せることで逆に暗示的な効果が出るし、ウソの逃げ道にもなる。

宣伝する側はこんなに高度なテクニックで、消費者を惑わしかかっている。よほど心してかからなければ、病気や痛みが治らないばかりか、フトコロまで大いに痛むことになる。

†夢の再生医療はほんとうに夢

２０１２年10月、山中伸弥教授のノーベル生理学・医学賞の受賞が発表された。山中教授が確立した「ヒトiPS細胞」の研究に対する授賞である。これによって、再生医療の可能性が大きく開かれたと、マスメディアに華々しく報じられた。

iPS細胞とは、さまざまな細胞に分化できる「ES細胞」（胚《はい》性幹細胞）の人工版で、「新型万能細胞」とも呼ばれ、理論上、どんな臓器の細胞でも作ることができる。つまり、iPS細胞から肝臓や膵臓《すいぞう》の細胞を作り、臓器にまで作り上げることができるということだ。

もともと自分の細胞なので、臓器移植のような拒絶反応はなく、脳死の問題も関係なくなる。自分の細胞で新品の臓器を作って取り替えるのだから、まさに夢の再生医療と言える。ただし、これは今も述べた通り、あくまで理論上の話。実用化されるまでには、山ほど問題を解決しなければならない。そして、すべての問題が解決される保証はどこにもない。にもかかわらず、新聞には派手なカラーイラストで、骨髄から採られた幹細胞を培養し、心臓や大腿骨頭、脳にまで注入して、治療が可能であるかのように報じられている。

「体性幹細胞の臨床研究初承認」

「再生医療　新たな一歩」

「脳の後遺症や心筋梗塞に」

「万能細胞研究　競争激化」

これらの派手な見出しの陰に隠れるように、「まだ臨床に向けた入口の段階」とか、「仕組みの解明を進めながら慎重に研究を積み重ねていくことが大事だ」などの専門家の発言が添えられているが、iPS細胞から矢印で肝臓や筋肉が作られるイラストの前に、説得力はほぼゼロに等しい。

ある全国紙は、「再生医療1号来年にも」と報じたが、記事をよく読むと、「一般的な医療にするには、時間をかけて安全性や効果を確かめる必要があり、最短でも10年以上かかる」とある。最短でもと書きながら10年以上というのであれば、「最短でも」の意味をなさない。さらに記事には、「8割の治療に使えるという」「iPS細胞を効率よく作成できるとみられる」「パーキンソン病を治療する臨床研究も計画中だ」と、伝聞や見通しのオンパレードで、期待ばかり煽るが確かなことは何も語っていない。

テレビでも再生医療を取り上げた番組は多く、ある番組は幹細胞から誘導した心筋細胞のシートが拍動している映像を流し、これを心臓をスライスした形に作って重ねれば、三次元的に心臓が作れるというような紹介をしていた。まさに夢の治療だと、出演していたタレントが感動していたが、心臓は筋肉だけでできているのではなく、血管も神経も必要だし、弁もあるし、心拍を整える結節や刺激伝導経路も必要で、心筋シートを組み合わせればいいというような簡単なものではない。

それに、百歩譲ってiPS細胞から新品の臓器ができるようになったとしても、患者からiPS細胞を誘導して、それを臓器に育て上げるまでに、患者は死んでしまうだろう。必要になったときにすぐ使えるようにするには、病気になる前からさまざまな臓器を予備に作っておかなければならない。

病気になったら自分のiPS細胞で新しい臓器を再生させて取り替える、というような再生医療は、夢のまた夢。というか、実現の可能性などほとんどない。

先のテレビ番組で、興奮したタレントが勢い込んで、「これが実用化するのはいつごろですか」と質問したとき、出演していた医師は苦肉の策でこう答えた。

「まあ、5年か10年……以内には無理ですね」

†「認知症をあきらめない」の誤解

認知症については、新聞にも幻想を助長する記事がよく出る。

ある全国紙は、かつて「アルツハイマー新薬最終段階」「病気のもとを直接攻めろ」と銘打ち、カラーのイラストつきで7段抜きの記事を掲載した。

アルツハイマー病は、アミロイドβというタンパクが脳に溜まり、神経細胞を破壊すると考えられているが、紹介されているのは、免疫反応を利用してこのアミロイドβを取り除く治療である。

これだけ読めば、なるほど病気のもとを攻める治療と思われるかもしれない。だが、アミロイドβについては、アルツハイマー病の患者の脳に溜まっているという現象が観察されているだけで、それが神経細胞破壊の原因なのか、結果なのかが確定していない。原因であれば、アミロイドβを取り除けば効果が期待できるが、結果であれば、それを取り除いても認知症は治らない。現にアメリカでは、アミロイドβを取り除いても認知機能の低下が抑えられないという研究があり、日本でもアミロイドβがわずかしかないアルツハイマー病患者が報告されている。

そんな不確定要素にはいっさい触れず、さもこうすればこうなるという単純化で説明するので、多くの読者は、アルツハイマー病の克服も間近という幻想に引き込まれる。

この記事が出たのは2008年3月だから、すでに5年近くが経過しているが、まったく実用化される気配もない。「最終段階」にしては長い年月だ。

全国紙の名誉のために書き添えれば、記事の下のほうには、「過剰な期待は禁物」と小さく書かれている。しかし、この重要な情報がどれだけ読者の印象に残っただろう。記者は私のようなうるさい読者へのエクスキューズとして、この一項を形ばかりにつけ加えただけではないか。

同じ新聞に、「2007年世界アルツハイマーデー記念第7回もの忘れフォーラム」の記事も大きく取り上げられており、ここでも見出しに「認知症あきらめない」と大書してある。一般の人が見たらどう理解するだろう。認知症になってもあきらめなくていい、つまり治るのかと思うのではないか。

これはまったく現実にそぐわない。認知症の介護は、あきらめることからスタートするからだ。治ることをあきらめて、その上で患者に残っている機能や本人らしさを、どうやって大事にしていくかが介護の要諦だ。治ることに拘泥していると、よけいな煩いや悲しみで、明るい介護ができない。それは現場にいる者はみんなわかっていることで、フォーラムの参加者の発言を読んでも、だれひとり「治る」とは発言していない。

あきらめると言うと、後ろ向きな印象を持つ人もいるかもしれないが、決してそうではない。投げ遣りになるなら後ろ向きだが、現実を受け入れ、実現可能なベストの選択に進むという前向きな発想である。治ることや実現不能な理想ばかり求めていても、苦しみは増すばかりである。

「認知症あきらめない」のほんとうの意味は、「何もかもあきらめる必要はない」くらいのことである。

†〝スーパー老人〟幻想

ある程度の年齢までは若く見られたいと思いがちだが、高齢者は逆で、高齢であることが自慢になったりする。私の父なども、数年前、年を聞かれて「あと半年で80歳になります」と1年半もさばを読むような答えをしたので、あきれたことがある。去年、その父を地元の蕎麦屋に連れていくと、さらに高齢そうな老人が帳場に立っていて、「お元気ですな。おいくつ?」と訊ね、父が「85です」と答えると、「お若いですな! わたしはもう90。ハッハッ」と破顔一笑したので、高齢であることは快感なんだなと思った。

高齢で元気でいると、それだけで若い者にはわからない達成感のようなものがあるのだろう。当人は自慢しているつもりはないだろうが、表情は明らかに得意満面である。

長寿が好ましいというのは紛れもない幻想で、少し現実に目を向ければ、長生きの悲惨さ、苦しさ、寂しさ、惨めさ、不自由さに気づくのに、それはないことにしている人が多い。パスカルが『パンセ』に書いている通り、「我々は絶壁が見えないように何か目を遮《さえぎ》るものを前方に置いた後、安心して絶壁のほうに走っている」のである。

その「目を遮るもの」のひとつが、〝スーパー老人〟と呼ばれる元気な超高齢者である。マスメディアは〝スーパー老人〟が大好きで、テレビでも新聞でも盛んにもてはやす。取り上げられるほうも快感があるから、満面の笑みでその元気さをアピールする。そして聞いてもいないのに長生きの秘訣を公開したり、老いてもはつらつとしている心のありようを伝授したりする。

しかし、よく考えてほしい。〝スーパー老人〟たちはその健康長寿を、自分の努力だけで勝ち取ったのだろうか。もちろん不摂生をしないとか、ある程度の鍛錬もしただろうが、大半は持って生まれた体質の強さと、運のよさに依拠している。幸運な者が自らの幸福を臆面もなく喧伝するのは、慎みに欠けると私は思う。同じように努力しても、同じ結果を得られない人がほとんどなのだから。

私は高齢者医療の現場にいて、60代で寝たきりの人や、50代で認知症の人、40代でがんや難病で亡くなる人をたくさん見ている。そういう人たちは、決して不摂生や鍛錬不足でそうなったわけではない。中には人一倍健康に注意していたのに、不幸にも病に倒れた人もいる。それが現実なのに、足腰を鍛えれば長生きできるとか、粗食が健康のもとだとか、まちがってはいないが必ずしも正しくないことを、自信満々に語って、世のきれい事好きたちを惑わすのは、絶壁の前に幾重にも「目を遮るもの」を並べているに等しい。

マスメディアが紹介する〝スーパー老人〟は、元気な部分ばかりを強調して、年齢相応の部分は決して見せない。元気な老人が登場するたびに、私は胸の内で問いかける。足腰は強くても、ものを食べるとよくむせるんじゃないですか、頭はしっかりしていても、排泄で粗相をすることはありませんか、聴力、視力、嗅覚、味覚は衰えていませんか、指先は痺れていませんか、下痢や便秘、膀胱炎を繰り返してはいませんか、不眠や耳鳴り、頭痛、ふらつき、もの忘れ、感情失禁に悩まされてはいませんか。

ちょっと想像力を働かせば、高齢になってもすべての機能が若々しい人間などいるはずがないとわかるのに、あたかもスーパーマンのような老人を見せられると、多くの人が幻想に吸い込まれてしまう。

そして、自分が老いたとき、「こんなはずでは」と嘆きを深める愚を繰り返す。

†高齢者施設の安全は実現不可能

2008年6月に、神奈川県の障害者ケアホームで火災が発生し、3人の入居者が亡くなった。同年11月には、宮城県の高齢者施設で同じく火災が発生し、33人の負傷者が出た。09年には群馬県の高齢者施設でまたも火災が発生し、入居者10人が死亡。10年3月には北海道のグループホームの火災で、7人の入所者が死亡した。

いずれの事故でも、スプリンクラーや煙感知器の不備、当直職員の不足など、被害拡大の原因が指摘され、マスメディアはいっせいにこれを批判した。きれい事好きの某全国紙は、政府は高齢者が安心してケアを受けられる場所の確保に全力で取り組むべきだと社説で力説し、情報番組のベテランキャスターは、高齢者の安全を軽視する施設は許せないと、怒りを露わにした。

老人医療の現場にいる私としては、これらの主張は、まったく気楽な絵空事としか思えない。マスメディアが主張する安全と安心を実際に確保しようとすれば、どれだけの経費と空間的余裕とマンパワーが必要だと思っているのか。

高齢者施設で入居者を避難させるためには、昼夜を問わず、スタッフは入居者数の倍は必要だし、車椅子、ストレッチャーが余裕をもって通れる幅広い廊下、スロープ、脱出扉を、各階ごとに備えなければならない。そんな余裕のある施設を作っていたら、とても経営が成り立たない。

北海道のケースでは、施設にスプリンクラーの設備がなかったことが批判されたが、高齢者の場合は、スプリンクラーが命取りになる危険もある。小火《ぼや》や誤作動で水が噴き出せば、ずぶ濡れになった高齢者は簡単に肺炎になるからだ。マスメディアはそういう実際にあるイヤな話は積極的には報じない。そこに油断と幻想が生まれる。

私が訪問診療に行っている施設でも、エレベーターと非常口はスリーキーを解除しないと開かないようになっている。認知症で徘徊する入所者が出ていけないようにするためだ。ここでもし火事が起きたら、どうなることかといつも心配になる。しかし、簡単に脱出できるようにすれば、徘徊する人の安全が確保できない。人手を増やせばと言う人もいるだろうが、徘徊がはじまると、1人の入所者に1人の職員がつききりになる必要がある。それではほかの入所者の安全が疎かになるし、人件費も追いつかない。

施設の危険は火災ばかりではない。転倒による骨折、誤飲による窒息、寝かせきりによる褥瘡、食事不足による栄養失調、脱水、感染や脳出血、心筋梗塞などの発見の遅れ、認知症の悪化、薬のまちがい、異食（ティッシュを食べたり、墨汁を飲んだり）、車椅子に手をはさまれる、ベッドの柵に首をはさまれる、靴下がひっかかって爪が剝《は》がれる、シャワーで火傷、風呂で溺死、嘔吐で窒息など、数え上げればきりがない（いずれも実際にあったこと）。

当直にしても、夜間せん妄（夜に幻覚や興奮の発作が起きる）、不眠、徘徊、排泄、不整脈発作など、高齢者は夜間にトラブルの危険性が高いから、安全な介護を実施するためには、昼間と同等のスタッフが必要になる。

だいたい自宅で親を介護していても、決して安全は確保できていない。それを施設や病院に預けたから安全なはずだというのは、幻想以外の何ものでもない。

†親孝行に犠牲はつきものなのに

にもかかわらず、マスメディアは絶対安全幻想と、理想介護幻想を熱心に広めている。

ある新聞の社説にはこうあった。

「自宅での介護を望む人は多い。だが、いまの介護保険制度では十分な介護が受けられず、家族に負担を強いているケースも多い」

ふざけてもらっては困る。介護保険制度のおかげで、どれだけ介護が充実したと思っているのか。それに、介護が家族に負担を強いるのは、当然のことである。親の介護が必要になったとき、子の世代の選択肢は2つ。自分が犠牲になって親の介護を優先するか、親を犠牲にして自分の生活を優先するか。親の介護も自分の生活も、両方優先することなど現実には不可能である。

親を施設に預ければ、自分の生活も優先できるし、親の介護も十分してもらえる、などと思っている人がいたら、それこそまちがいなく幻想だ。

施設の介護には先に書いた危険だけでなく、親孝行と呼べるような介護はとても望めない実態がある。生活感のない空間で、時間と規則に縛られた食事、入浴、睡眠。職員はバタバタと走りまわり、なかには優しいヘルパーもいるが、短気、意地悪、乱暴、邪魔くさがりの職員も少なくなく、激務のためみんな苛立っている。周囲には麻痺や認知症で生きた屍《しかばね》のような人や、痛みに顔をしかめる人、呼吸困難に喘《あえ》ぐ人、「死にたい、死なせて」と叫ぶ人などがいて、否応なしに老いの悲惨さに向き合わされる。

笑顔のさわやかな職員が、至れり尽くせりの介護をして、入所者が満足げに微笑んでいるのは、パンフレットの中だけである。

自宅での介護が必ずしも理想とは言わないが、在宅医療で多くの介護現場を見るかぎり、私は少なくとも施設より自宅のほうが好ましいと思う。その人に合った家族の介護ができるのだから（それでも、不満な高齢者は少なくないが）。

先の社説には、特養やグループホームの増設が必要とあったが、預ける場所があるから安易に施設に頼る人が増える。親は大事と言いながら、自分は犠牲を払いたくないなどという人は、自己欺瞞も甚だしい。

親を施設に預けるのには、さまざまな事情や背景もあるだろう。仕事がある、部屋がない、子どもが受験等々。そういう〝事情〟がすなわち、犠牲を払いたくないということにつながる。

そこへもってきて、マスメディアがきれい事を臆面もなく差し出すから、ますます幻想は深まり、あとで人々を怒りと嘆きの淵にたたき込む。

†医師会が広める幻想

東日本大震災のあと、新聞の全面広告二面にわたる大きな日本医師会の広告が出た。キャスターが日本医師会長と対談する形式で、医師会が目指す医療について書かれている。その見出しは次の通り。

「安心な暮らしの基本、患者さんに優しい医療の実現に向けて」

「一人ひとりが幸せに暮らすための望ましい医療の未来とは」

要は、世界的にも高水準の日本の医療を維持するために、将来は公的保険（国民健康保険や協会けんぽ、共済組合保険など）を全国一本化にすべきという主張である。

高額を投じる新聞広告であるから、医師会の利益が目論《もくろ》まれて当然ではあるが、中に書かれているきれい事は、一般の人を幻想に導く危険性が高い。

「国民皆保険制度は（略）貧富の差なく生涯にわたり最高の医療が受けられる、とても公平な制度です」

「かかりつけ医の存在が大きいのです。どんな相談でもすぐ対応でき（略）」

「医師会では、誰もが等しく高度な医療を受け健康に生きられるよう考え活動しています」

さらに「極端な例かもしれませんが」と前置きしつつ、アメリカでは虫垂炎の手術が240万円（日本は30万円）、胃カメラが高額な場合は100万円であるとか、イギリスでは医療費は無料だが、骨折してもその日に診察してもらえないとか、胃がんの手術が数カ月待ちだとか、文字通り極端な例をあげて、日本の医療を称揚している。

日本医師会は立場上、日本の医療を賞讃せざるを得ないのかもしれないが、都市部と地方で受けられる医療に格差があるのは明らかだし、かかりつけ医がどんな相談にでも対応できるわけはないし、「一人ひとりが幸せに」などというのは、批判するのも虚しいほど空疎なスローガンである。そう考えると、世間は日本医師会の言うことなど、端から信用しておらず、幻想を広める力などすでにないのかもしれない。

現在、医師会に所属する医師の一部や、医師会に後押しされる議員を除くと、日本医師会のことをよく言う人はほとんどいない。日本の医療をよくしようと思うなら、日本医師会の主張の反対をすればいいと揶揄されるほど、日本医師会の評判は地に墜ちている。

†医師会に対する〝逆幻想〟

日本医師会の評判が悪いのは、かつての武見太郎医師会長が、強引な手法（政治家や官僚への圧力、保険医総辞退など）で、開業医の利益を図ったことから、日本医師会イコール開業医の利益誘導団体というレッテルが世間に浸透しているからだろう。今の日本医師会は、開業医ばかりの団体ではなく、会員のほぼ半数が勤務医だし（代議員は約9割が開業医）、賠償責任保険の優遇など、勤務医のための活動や、医師の生涯教育、公衆衛生の指導啓発事業、地域保健の向上など、公益に資する事業も行っている。

しかし、医師会の主張は、常に表面は理想的なことばかり言いながら、実態は開業医の収益につながることばかりであることがあまりに見え透いている。

たとえば、窓口での自己負担の増額や、医療費の免責制度（自動車保険の免責と同じで、保険が利くのは一定額以上とする制度。感冒など軽症の場合は全額自費負担となり、受診が抑制される）、受診時低額負担（受診のたびに毎回100円支払う）などに反対するのは、患者が安心して診察を受けやすいようにするためと言いながら、患者が減ったら困るという本音が透けている。本音を正直に言うわけにはいかないだろうが、常に患者や一般国民の健康と安心を最優先にしています、みたいに、おためごかしな理由を前面に押し出しすぎるので、かえって信用が得られない。

日本医師会は、日本看護協会が求めている准看護師の資格廃止にも反対しているが、理由は、幅広い労働条件の看護労働力を求めるなどとしているが、これも簡単に言えば准看護師は安く使えるからということにすぎない。

また、日本医師会は開業医が購入する医薬品や医療物品に対する消費税の還付も求めているが、これは患者が診療に消費税を払わないので、医師があたかも最終消費者のように消費税を支払っているのは不合理という理屈である。この理屈は正しいが、世間的にはなかなか理解が得にくいだろう。

日本医師会には高齢の会員も多く、彼らが改革のネックになっているという声は、内部からも聞こえてくる。医師会にはまじめな医師、熱心な医師も多く、団体としても有意義な活動を行っているのだから、医師会イコール強欲な圧力団体という〝逆幻想〟を脱するためにも、より賢明な判断と広報戦略が期待される。

†なぜマスメディアは幻想を拡げるのか

よく「マスコミは信用できない」とか、「新聞やテレビで言っているから正しいとはかぎらない」というようなことを耳にする。2007年の『発掘！ あるある大事典Ⅱ』データ捏造問題を待つまでもなく、マスメディア全体の信用性は決して高くない。

最新の治療などに関する報道も、まとめて抜き出せば調子のいいことばかりだとわかるが、恐ろしいのは、こういうきれい事情報が見えないシャワーのように少しずつ世間に広められていることだ。そのため、世間の人は知らない間に事実だと思い込まされ、幻想に導かれてしまう。

新聞にせよテレビにせよ、事実の報道・解説を公正に行うジャーナリズムの観点からすれば、構造自体に無理がある。事件やニュースの量は毎日一定でないのに、新聞のページ数は毎日同じで、テレビ番組も毎週（あるいは毎日）同じ枠が決められているからだ。報道すべきことが少ない日には、必然的にネタをこしらえることになり、番組では毎週、無理にでも視聴者の興味を惹く内容を作り続けなければならない。

マスメディアの使命は、事実を客観的に伝えることだが、その事実は世間から求められるものでなければならない。だれも見向きもしないような事件や事実は、ニュースヴァリューがないと判断される。

たとえば2011年4月に、日本ではじめて15歳未満の脳死患者から心臓移植が行われたが、このとき子どもの脳死に関する賛否の記事がいくつか新聞に掲載された。しかし、問題の重大さに比して、扱いはあまりに小さかった。内容がむずかしいのと、興味を持つ人が少ないからだろう。逆に、再生医療や認知症の新薬の記事は、実現不可能に近いのにカラーのイラスト入りで大々的に報じられる。

マスメディアが医療幻想を拡げるのは、それを求める人が多いからだ。医学は進歩している、医療は安全で安心だ、がんや認知症になっても大丈夫だ、そういう幻想に浸りたい人が多いので、マスメディアがそれを提供する。果たしてそれでいいのか。

私は長年、老人医療や終末期医療の現場にいて、幻想に浸ってきた人が、いざ自分の問題に直面したとき、こんなはずではなかったとか、なぜ自分だけがというような、よけいな嘆きや悲しみに襲われるのをずいぶん見てきた。だから、勢い甘い幻想を振りまくマスメディアに憤りを感じるのだが、もとを正せばそれを求める世間に問題があると言わざるを得ない。

マスメディアは取材力はきわめて優秀で、有益な情報も数多く報じている。私が本書に書いていることも、大半はマスメディアの記事やデータが情報源だ。世間の人が、医療に関するほんとうのことや、医療の限界、危険性に関する情報を求めるようになれば、自ずとマスメディアはそれを提供してくれるだろう。

だが、世間の変化を求めることこそが幻想かもしれない。

第8章

病院へ行けば安心という幻想

†入院好きの日本人

日本人は病院好きの人が多く（だから病院が混む）、入院に安心感を持つ人も少なくない。たとえば、正常な出産なら、海外では2～3日の入院がふつうだが、日本では産婦が1週間ほど病院にいることが多い。私は外務省の医務官としてサウジアラビアで勤務していたとき、妻が現地で次男を出産したが、担当医から出産の翌日に退院していいと言われて、さすがに少々焦った。なんとかもう1日とお願いして、足かけ3日入院させてもらったが、それでも日本ではかなり早い退院と感じられるだろう。

余談ながら、サウジアラビアの私立病院は、産油国だけあって超豪華で、20数年前にして全室個室、空調はもちろんのこと、テレビ、冷蔵庫、トイレ、シャワー、見舞客用待合室つきで、ベッドは電動で上下し、横に専用電話がついていた。入院費もそれに見合うものので、3日の入院で日本の1週間分より高かった。

閑話休題。

国際比較でも、日本は人口1000人当たりの医師数はOECD加盟国30ヵ国中27位だが、ベッド数はダントツの1位。1000人当たり14・0床で、2位の韓国（8・5床）

の倍近くあり、アメリカ（3・2床）、イギリス（3・6床）とは比べるのも恥ずかしいくらい多い。

私が外科医として病院勤務をしていたときも、退院したがらない患者が多くて困った。入院待ちの患者がいるので、早めに退院の許可を出すと、退院を喜ぶより不安がる人のほうが多いのだ。

なぜ患者は入院を好むのか。それは入院していれば安心という幻想があるからだろう。しかし、よく考えてみてほしい。病院のベッドで寝ていれば、自然に病気が治るわけではない。くつろぐという意味では、自宅のほうがよほど心身ともにリラックスできる。

何かあったときに不安というのが、入院を求める最大の理由だろうが、具体的には何を指すのか。たとえば、熱が出るとか、嘔吐するとか、どこかが痛いとかぐらいなら、家でようすを見ていれば、たいていは自然に治る。治らなくても、翌日に病院に行けばまず問題ない。呼吸困難やけいれん、大出血などは、家で起これば困るだろうが、そういう危険性のある患者には、医師が退院の許可を出さない。医師が退院してもいいと言うのは、家で何か起こっても、それから病院に来れば大丈夫という状態のときだ。

だが、多くの患者は、家に帰っても何も起こらないくらい回復するまで入院させておいてほしいと希望する。慎重とも言えるが、過剰な心配とも言える。余裕があるならそれもいいが、医療費が高騰し、医療崩壊が進む今、それは「贅沢」、あるいは「甘えすぎ」と言われても仕方がない。

こう書くと、すぐ「患者の不安を理解しない」だの、「早めの退院で万一のことがあればどうする」だのと批判されるだろうが、私は明らかに過剰な心配と不安を減らしたいと思うだけだ。

†健康不安を煽っているのはだれか

入院および退院は、建前的には病状によって判断されるべきだが、実際には病院の都合でも判断される。空きベッドの多い病院では、患者は念のための入院を勧められ、退院を急かされることはないだろう。常に満床であるような人気病院では、逆に入院はどうしても必要な場合にかぎられ、自宅療養が可能になれば、すぐ退院させられる。

診療報酬も、入院期間に大きな影響を与える要素だ。入院が14日以内なら、病院は入院基本料に1日当たり4500円の追加が得られ、15〜30日なら1920円の追加がもらえる。1カ月以上の入院だと追加は0円。入院基本料は状況によって異なるが、決して十分な額ではないので、追加金がないと赤字になりかねない。病院が2週間以内の退院を強く勧める理由がわかるだろう。

なぜそんな設定になっているのか。それは入院の必要のない「社会的入院」が、日本の医療費を押し上げているからだ。

「社会的入院」とは、病院での治療が必要ないのに、帰る場所がない、看病する人がいないなど、社会的な理由で入院を続ける状態を指す。患者にすれば、家に帰ると不安というのは、立派な医療的理由と思うかもしれないが、そもそも不安が幻想的に増幅されているのだから、やはり社会的な理由になる。

不安を増幅しているのは、製薬業界と医療業界だろう。念のためとか、より安全にとか、これは心配、これは早めの治療が大事など、おためごかしのそぶりで人々の不安を煽り、顧客を増やす。そのあざとい金儲け姿勢は、いかに資本主義社会とはいえ、業界から一歩退いて見ると鼻白む思いだ。また、それに乗せられる世間にもため息が出る。

そんな医療界の金儲け主義に、堂々たるお墨付きを与えているのが、世間の〝絶対安全信仰〟である。いくら厳正な対応をしていても、想定外の死者が出ると、根本的な不備のように追及され批判される。だから過剰な医療が臆面もなく正当性を主張する。

ただし、もうひとつ忘れてはならないのは、なぜ日本の医療界がそうまで金儲け主義に走るのかという背景である。それは医療の値段が安すぎるということだ。日本の医療は、経済格差が命の格差にならないようにという理想主義のため、診療報酬がかなり低く抑えられている。必要な医療だけをしているのでは、経営が成り立たない。だから医師は過剰な医療に走らざるを得ない。医療は病気を治し、命を救う行為なのだから、もっと報酬を上げていいはずだ。命を救う薬なら、もっと薬価を上げるべきだ。

診療費を上げると、低所得者が十分な医療を受けられなくなるという懸念が出るが、高額医療費制度を活用すれば問題ない。さらに言えば、病気のために蓄えておくことは、個々人の当然の義務だろう。

無駄な医療の査定を厳しくし、必要な医療に高い報酬を設定すれば、医療界は少なくとも今よりは悠然と、必要な医療に集中できるようになる。

†病院へ行けば安心という幻想

ある講演会の質疑応答で、80代の女性にこんな質問を受けた。

「わたしは死ぬ前に人工呼吸器をつけられたり、点滴や管を入れられたりしたくないんです。そんなつらい延命治療を受けずにすむ方法があるでしょうか」

私は自信をもって答えた。

「いい方法がありますよ。病院に行かなければいいんです」

すると、会場から笑いが起こった。私は大まじめで答えたつもりだが、聴衆は冗談だと思ったようだ。それほど一般の人は病院に行くことを当たり前のように思っているのかと、改めて幻想の強さに愕然とした。

病院は治療をするところだから、来た患者は治療を受けることが前提となっている。必要な治療をせずに患者が死亡した場合、患者または家族からいかに延命治療拒否の強い要望があったとしても、〝遠くの親戚〟が出てきて「保護責任」を問われたら、刑事訴追を受ける危険がある。

苦痛を取る治療はしてほしいが、延命はいらないと言っても、その要求に従うことには、病院側にリスクが発生する。だから、病院へ行くなら、病院側の方針に従い、つらい検査や治療も受ける覚悟が必要となる。

尊厳死法が成立して、医療の手控えが刑事訴追を受けないという状況になれば、病院の医師もある程度は患者のリクエストに応じてくれるようになるだろう。それでも、苦しいのはイヤ、死ぬのもイヤという子どもじみたリクエストには応じられない。

どこの病院も高齢者であふれているが、病院に行ったおかげでよくなったとか、命拾いしたという患者はどれくらいいるのだろう。統計をとったわけではないが、大半は長時間待たされて、いろいろ検査をして、ハラハラ、ドキドキして、へとへとに疲れ、結構な金額を請求されて、結局、治らないということがわかっただけではないのか。

病院側もメンツがあるから、とりあえず薬など出して、治療をするそぶりを見せるが、実質的に病気を治すにはほど遠いことが多い。それなら、多少の不安や苦痛があっても、年をとればこんなものと受け入れ、自宅で療養しているほうがよほど無駄がないように思える。

痛みがあったり、疲れやすいとか、息切れがするなどの症状があったとき、つい病院に行きたくなる気持ちはわかる。だが、老化が背景にあるこれらの症状は、基本的に治らないし、病院で治療を受けて、少しましになったように感じるのはほとんどがプラセボ効果である。

しかし、そういう話は病院側からほとんど聞こえてこない。その事実を認めることは、医療者にとって自己否定でもあり、患者減少で収入減に直結するからだ。

†出来高払い制度と包括払い制度

日本の医療は従来、出来高払い制度だったから、必然的に無駄な医療が減りにくかった。この制度は、いわば腕の悪い医師が儲かる制度で、たとえばレントゲン写真は1枚いくらの計算になるので、2枚で骨折を診断する医師より、5枚撮らないと診断できない医師のほうが収入が多くなる。手術後の入院も、3日ですむ名医より、1週間必要な凡庸な医師のほうが儲かる。治療や検査をやればやるだけ収益が増えるので、どうしても過剰医療に傾く。医療者側は「念のため」という便利な言葉で患者のためを思うふりもできるし、患者側もていねいに診てもらえると喜ぶから、いわばブレーキなしのダブルアクセルで医療費が高騰してしまう。

出来高払い制度に対抗するのが包括払い制度で、これは病気によって診療報酬が固定されているので、検査や治療をやれば、報酬から経費として差し引かれ、医師の手取りが減ってしまう。つまり、少ない検査、治療で病気を治す名医が儲かるシステムである。

この方式では無駄な医療は一掃されるだろうが、〝粗診粗療〟の問題が出てくる。すなわち、医師が手取りを減らさないように、必要な検査や治療を控えるということだ。これは患者にとって大きな問題だろう。

医師なら収入より患者の治療を優先するはずと思うのは、現実的ではない（そういう医師もいるが、大半がそうとはかぎらない）。検査や治療をケチって、治癒が長引いたり、合併症が起きたりすると、逆に医師の手取りが減るので、ある程度のレベルは維持されるだろうが、それでも出来高払いのときよりは医療が手薄くなるだろう。それが本来、適正な医療であるとしても、過剰医療に慣れた人には、大いに不満ということになる。

包括払い制度のもうひとつの欠点は、重症や合併症の危険性の高い患者が敬遠されやすいということだ。それらの患者は濃厚な検査や治療を必要とするので、経費が嵩《かさ》んで実入りが少なくなるからだ。

医師がそんなに計算高いのかと失望する向きもあるだろうが、実際、私の知っているある老人病院では、出来高払い制度のときは毎日、ほぼ全員に朝夕の点滴をしていたのに、包括払い制度に移行したとたんに、ほとんど点滴をしなくなった。

無駄な医療をなくし、かつ必要十分な医療が行われるためには、よほど巧妙な制度を構築しなければならない。医師のモラルに頼れるといちばん楽なのだが、それはないものねだりである。

厚労省は2003年から特定機能病院を中心に、一部に包括払い制度を取り入れた診療報酬算定を開始した。「診断群分類包括評価（DPC）」と呼ばれるもので、医療費のうち、入院基本料、注射や投薬、画像診断などの検査が定額払いとなる（手術や輸血、内視鏡検査などは従来通りの出来高払い）。厚労省はこの政策を積極的に進めており、2012年までに1500余りの病院がDPC対象病院となっている。

DPCでは、入院日数が長引くほど算定額が低く設定されているので、病院側は不要な入院を減らすよう圧力を強める。問題は医師から見て不要でも、患者にすれば必要と感じられる入院が多いことだ。医師の判断で退院となった患者の多くは、「病院から追い出された」という印象を抱くだろう。それは医療不信につながり、患者と医師の信頼関係を損ない、日本の医療崩壊を助長しかねない。

†病院へ行けばよいというものではない

日本では医療を受けないほうがいいというデータは、ほとんど日の目を見ない。医療者が自己否定をいやがるからだ。医療がすべてよいものではないというのは、医療者は明確に意識しているが、公にそれを認めることは業界で裏切り者扱いを受けることになる。

しかし、海外では冷静に見極めようという調査が医療者によって行われている。たとえば、乳がんの患者は、手術後、定期的に検査を受けて再発の有無をチェックしているが、これが有意義なのかどうか、イタリアで2回、大規模調査が行われた。その結果、血液検査、胸部レントゲン検査、肝臓超音波検査、骨シンチグラフィを定期的に受けた患者と、受けなかった患者には、死亡率に差がないことが判明した。定期検査を受けたグループは、再発の発見は早くなるが、早めに治療をはじめても、発見が遅れたグループより長生きすることはなかったのである。

これは患者には過酷なことだが、乳がんの場合は、再発すれば現在の治療では、抗がん剤などを早くはじめようが遅くはじめようが、余命は変わらないことを意味する。それなら、早くに再発を知って、長期間、悩みながらつらい治療を受けるより、症状が出るまで何も知らずに暮らすほうが、心身ともに安らかであるのにちがいない。定期検査を受けていると、検査のたびに再発していたらどうしようと恐れ、ときには再発していないのに再発と誤判定される危険もあり、さらには検査被曝で別のがんを背負い込むリスクも高まる。だから総合的に判断して、乳がんの手術後の定期検診はやめたほうがいいというのが、世界的な流れである。

日本乳癌学会の乳癌診療ガイドラインでも、定期検査は「実施することは基本的に勧められない」とされている。にもかかわらず、日本では未だに〝早期発見信仰〟が強く、検査を希望する人が大半のようだ。ネットなどでも、手術後の定期検診は「強く勧める根拠はない」としながらも、検査で偶然見つかる例などをあげ、定期検査に誘導する情報も多い。病院の個別の治療ガイドラインで、3カ月から半年の定期検査を堂々と勧めているところもある。

きちんとしたデータが出ているのに、思い込みや不安から自由になれない日本人には、やはりEBMは根づかないようだ。患者は常に早期発見が治りやすいという思い込みに囚われ、医療側もまた、意味のない検査でもやれば儲かるという経済状況を優先している。これでいいのか。

†恐れなくてもいいものを恐れる

乳がんについてさらに言えば、今は手術は「乳房温存手術」が主流となっている。しかし、私が外科医になりたてのころは、乳がんの手術は乳房のみならず、その下の大胸筋まで切除し、皮膚はできるだけ薄く剝ぐ「乳房全摘手術（ハルステッド手術）」が基本だった。

だから、この手術を受けた女性は、片側の胸が骨と皮だけになり、肋骨が浮き出るような状態だった。これは「がんの再発を防ぐためには、できるだけ広い範囲で切除しなければならない」という根拠のない思い込みのせいである。

それがほんとうかどうか、アメリカで治験が行われた結果、がんが3㎝以下程度で、周囲のリンパ節などに転移していなければ、広く切除しても、乳房を温存しても、再発率に差がないことが判明した。それならということで、一気に温存手術が広まったのである。

この調査が日本で可能だろうか。がんの再発を防ぐためには、乳房を全部取らなければならないと思い込んでいる人に、それは根拠がないから温存手術をしますと言って、「わかりました」と言う人がどれだけいるか。たいていの人はより安全な（と思い込んでいる）全摘手術を望むのではないか。もちろん、これは患者だけでなく、医師にも言えることだ。そもそも、日本の医師が乳がんはできるだけ広く切除すべしと思い込んでいたから、患者もそう思い込まされていたのだ。

イメージや思い込みに左右されると、恐れなくてもいいものを恐れる〝逆幻想〟が発生する。末期がんの痛みを抑える医療用麻薬も、「麻薬は恐い」というイメージのため、日本ではその消費量が表3（医療用麻薬消費量の国際比較〔2004〜2006年　国際麻薬統

表3　医療用麻薬消費量の国際比較（2004〜2006年）

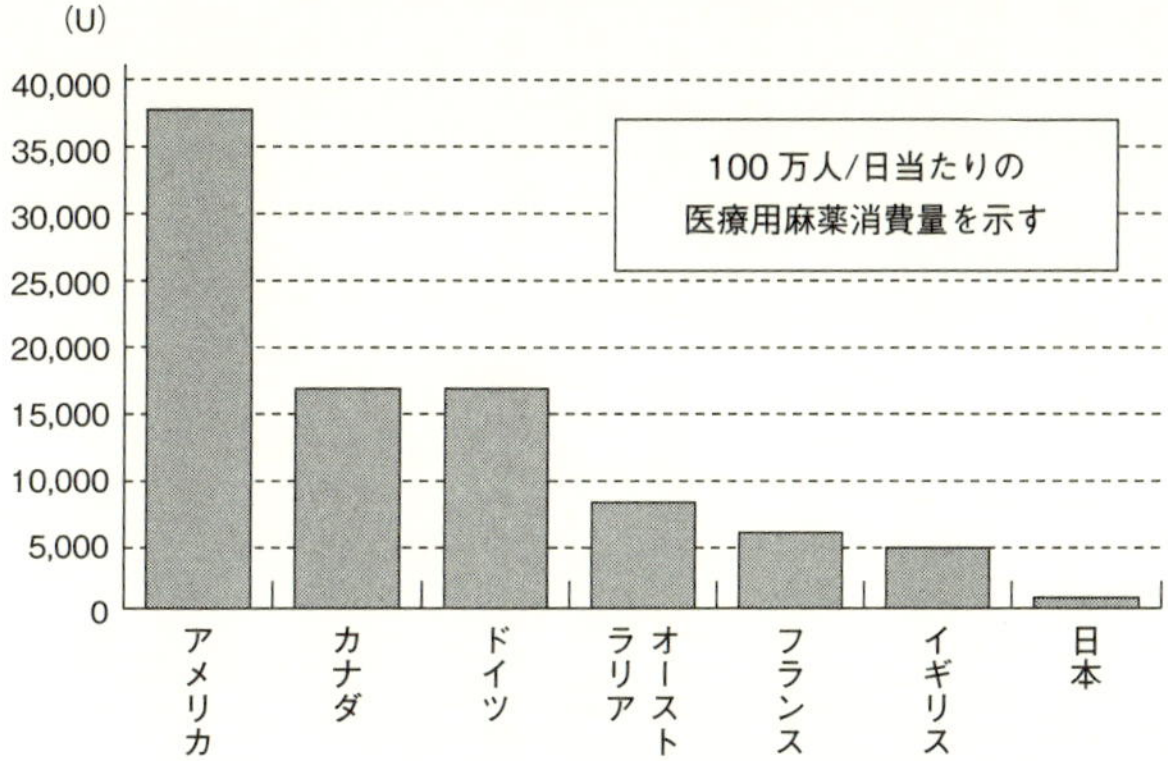

本グラフに使用されている単位（U）は、Defined Daily Doses for Statistical Purposes（S-DDD）であり、INCBで定められた換算表により総医療用麻薬消費量が計算されている（The Report of the International Narcotics Control Board for 2007より引用）

制委員会）のごとく、世界でダントツに少ない。

医療用以外の麻薬使用は、もちろん違法である。しかし、耐え難い痛みを抑えるために使う麻薬は、何ら制限する必要はない。

にもかかわらず、中毒になったら恐い、副作用が出たらどうしよう、麻薬を使うと死が早まるなどの思い込みで、必要な麻薬が使われずにいる。患者は痛みに苦しみ、残された貴重な時間をゆっくり過ごすことができない。

麻薬を使うと死が早まるという思い込みは、患者がぎりぎりまで麻薬を使わず、死が迫ってから使うケースが多かったため広まったものだろう。原因と結果が逆転しているのである。
もし私ががんになって痛みが出たら、迷わず十分な麻薬を使って、人生の最後のときを至福のまどろみのうちに過ごすつもりだ。

†「死ぬならがん」と言う医師たち

2012年にベストセラーになった新書『大往生したけりゃ医療とかかわるな』（中村仁一著、幻冬舎）の新聞広告には、衝撃的なキャッチフレーズがつけられていた。曰く「死ぬのは「がん」に限る。ただし、治療はせずに」

これを見たとき、私はこんな宣伝で本が売れるのかと首を傾げると同時に、素晴らしい慧眼《けいがん》だと思った。

がんは長らく日本の死因の第1位で、2人に1人は生涯にどこかのがんになり、3人に1人ががんで死ぬと言われている。政府はがん対策に懸命になり、医師もがん撲滅のために努力し、世間の人々もがんを蛇蝎《だかつ》のごとく嫌っている。それなのに、医師である中村氏がなぜ、こんな主張をするのか。

実は中村氏以外にも、死ぬならがんと思っている医師は少なくない。『週刊現代』

（2010年12月25日号）の特集で、「医者の死に方　プロが選ぶ「最期」、選ばない「最期」」には、「病気のプロである医師の多くは、「がんで死にたい」と思っている」とある。理由は、心筋梗塞や脳出血などはいきなり死ぬが、がんだと死ぬまでに時間があるので、いろいろ準備ができるからだ。死ぬまでにしたいこと、会いたい人、片づけておかなければならないことなどを実行する時間的余裕があるということだ。

さらに、がんだと比較的最後まで意識が明瞭なことも利点である。認知症になって生きながらえるよりよいという判断だ。さらに、がんにつきものと思われている末期の痛みが、医療用麻薬などでかなりコントロールできるようになったことも、〝がん死人気〟を高めている。

ほかに『サンデー毎日』（2010年4月4日号）の特集「望みどおりの最期を迎える終末期医療」でも、取材した緩和ケアの医師に「どんな病気で死にたいか」と聞くと、「医師たちは一様に「がんで死にたい」と言った」とある。緩和ケアの医師は末期がんの治療が専門である。その医師が口をそろえて言うのだから、イメージだけで恐れている人は、恐れなくてもいいものを恐れる〝逆幻想〟だとわかるだろう。

†治療しないほうがいいがんも

とはいえ、今現在がんで闘病している人、あるいはがんで身内が亡くなった人には、とてもそうは思えないにちがいない。がん患者の気持ちを理解していないと怒る人もいるかもしれない。実際にがんに向き合っている人は、それまでの思い込みや恐怖で、精神的につらい状況に陥っているだろう。そんなときに冷静な対応をしろと言ってもなかなかむずかしい。

しかし、まだがんになっていない人は、ある程度、冷静に心の準備ができるのではないか。2人に1人ががんになる時代（つまりはほかの病気で死ななくなった）では、がんをイメージだけで忌み嫌うより、現実に向き合って、実際を知っておいたほうがいい。

医師は多くの死を見ているので、死は必ずやってくることを実感している。「死ぬのはイヤ」で思考停止するのが、最悪であることもわかっている。だから、がんで死ぬことが、ほかの病気で死ぬよりまだしもベターであると判断するのだ。

がんの現実として、治療しないほうがいいがん、発見しないほうがいいがんがあることも、冷静なうちに知っておいたほうがいい。

『週刊文春』（2012年4月12日号）には「がんは何歳まで治療するべきか!?」という特集があり、取材に応じた医師らは、80〜85歳が手術をするしないの目安とし、治療を何もしないという選択肢もあるとしている。

『週刊現代』（2011年12月17日号）では、「70すぎたら、がんは放っておけ」という特集で、がんの専門医たちが何も治療しないことの効用を語っている。

がんの治療には副作用がつきもので、治療で治る可能性より、苦しんで寿命を縮める危険性のほうが高いからだ。がんになってもすぐ死ぬわけではないので、70歳を過ぎたら治療に期待をかけて苦しむより、何もしないで残された時間を有意義に過ごすほうが賢明だというわけだ。こういう判断は、冷静なうちにしっかり心の準備をしておかなければ、下せないだろう。現実には、慌てふためいて治療にすがり、どんどん状況が悪くなって、人生のエンディングが最悪になる患者が圧倒的に多い。

治療をしないといっても、常に死を覚悟し、悲愴な思いでいなければならないということではない。がんと診断されても、よけいな検査や治療で体力を失わなければ、自然に縮小したり、命に害を及ぼさず、長期間「共生」できる場合もある。その実例は文春新書の『がん放置療法のすすめ』（近藤誠著、文藝春秋）にも多数紹介されている。

実際、私の妻の祖母は84歳で胃がんの診断を受けたあと、何も治療せずに94歳まで無事に生きたし、妻の叔父も75歳で胃がんの診断を受け、余命1年と言われたが、肺気腫のため手術をせずに経過を見ていたら、その後3年半無事に過ごした。もし手術をしていたら、合併症で命を落とすか、長期の入院になっていた可能性が高い。私の父も去年、85歳で前立腺がんの診断を受けたが、入院や手術は拒否して自宅で好き勝手に暮らしている。

がんのない状態にもどりたい気持ちはわかるが、ある程度の年齢になれば、がんと共存しつつ、日々を穏やかに暮らすのも悪くはない。

†「平穏死」流行のきざし

2010年に世田谷区の特別養護老人ホームの常勤医である石飛幸三氏が、『「平穏死」のすすめ』（講談社）という本を出版して以来、「平穏死」という言葉が世間に広まっている。平穏死とは、できるだけ医療の手を加えない自然な最期のことである。

先の『大往生したけりゃ医療とかかわるな』にも、副題として『「自然死」のすすめ』とあり、2012年には、日本尊厳死協会の副理事長で、在宅での看取りを積極的に行っている開業医の長尾和宏氏が書いた『「平穏死」10の条件』（ブックマン社）もテレビ等で紹介され、ベストセラーになった。

基本的に死に対して医療は無力であるのに、何もしないと「患者を見捨てている」とか、「ベストを尽くしていない」とか批判されるので、医療は精いっぱいのことをやったふりを長らく強いられてきた。

私がまだ研修医だったころ、先輩に病院での患者の看取り方の心得を教えられた。曰く、「慌てず、騒がず、落ち着かず」。慌てると新米であることがバレるし、騒ぐと医療ミスを疑われるし、あまり落ち着いていると、患者を見放していると受け取られるからだ。だから、適度に慌てて、深刻なそぶりを見せるのがよいと教えられた。

また、当直のアルバイトに行くと、病院の医師から「×号室の患者、今晩あたり危ないから、儀式をよろしく」などと申し送られることがあった。「儀式」とは、死にかけた患者に行う見せかけの蘇生処置のことである。

がんの末期や老衰の患者が臨終を迎えるときは、どんな治療をしても命は延ばせない。しかし、何もしないと家族に「見放した」と思われるので、強心剤を注射したり、心臓マッサージのふりをしたりする。高齢の患者などは、本格的な心臓マッサージをすると肋骨が折れるので、力を入れずに押すふりだけをするのである。強心剤の注射も、1アンプル打って、しばらくようすを見て、さらに追加し、場合によっては心臓に直接注射をして（これは見た目の効果大）、手を尽くしたふりをする。このとき使うのはボスミンという薬価のごく安い薬だ。そうやって家族を納得させるのである。

明らかに無駄なのに、患者や家族を得心させるためだけにする医療。そんなことを学びながら、私は医療も一種の接客業なんだなと痛感した。

終末期の医療には、もちろん本気で患者の命を救おうとするものもある。人工呼吸、人工透析《とうせき》、輸血、中心静脈栄養、抗生剤の多剤投与、ステロイド投与等々。しかし、それが功を奏するか否かは、やってみなければわからない。不幸にしてだめだったとき、患者が静かに亡くなるのならいい。そうならずに、あちこちから出血し、身体は水死体のようにむくみ、全身にチューブやコードがつけられ、器械に生かされるだけの悲惨な延命治療になるから困るのである。やめると死ぬからやめるにやめられず、患者は尊厳を奪われ、家族も疲弊させられ、地獄のような日々が続く。

そういう無益なことはせずに、医療を手控えて穏やかに看取ろうというのが、「平穏死」である。私も在宅医療で何度も経験したが、住み慣れた家で、枕元に家族が集まり、痛みと苦しみだけは除いて、器械やチューブはつけず、静かに最期を迎える「平穏死」は、本人にとっても家族にとっても、実に好ましいものである。悲しみのなかにも、納得と感謝の気持ちがあふれ、ひとりの人間の死にふさわしい荘厳さが感じられる。

「儀式」で深刻なふりをしながらアタフタし、家族にゆっくり別れを惜しむひまさえ与えなかったかつての看取りより、どれだけ望ましいことだろう。

†医療幻想からの脱却

私は日本の医療がすべて幻想に基づいていると言いたいわけではない。日本の医療は世界のトップクラスだし、医療のおかげで救われる命も少なくはない。しかし、世間に広まっている医療に関する思い込みを、ひとつひとつ検証していけば、かなり実態とかけ離れたものが多いのも事実だろう。

医療の世界の暗部は、医療者側からなかなか伝わってこない。それは自らを貶めることであるし、尊敬を失うリスクにもつながる。逆に医療のすばらしい点、新しい発展などは、かなり誇張して喧伝される。それに惑わされて安心していると、いざ病気になったり老いたりしたときに、こんなはずではなかったと、よけいな失望を味わわされる。

もし、医療が十分に信頼するに足りるなら、専門家たる医師は一般の人より長生きするはずだ。しかし、職業別平均寿命を見ても、医師が長生きするというデータはない。医師自身ががんで死に、脳梗塞で半身不随になり、認知症になり、心筋梗塞に倒れている事実は、決して医療が完璧でないことを物語っている。

がんで死ぬ医師は、なぜ自分のがんを発見できなかったのか。それは自分の症状をがんだと思わなかったからだ。であれば、患者が同じ症状を訴えてきても、きっとがんとは思わないにちがいない。

それでも医師は専門知識がある分、一般の人より有利な点はある。それは医療にむやみに期待したり、よけいな望みを持ったりしないということだ（医師の中にも医療幻想に浸っている人もいるので、全員がそうだとはかぎらないが）。

2009年、東大病院の緩和ケア診療部で、がん患者とがん治療に関わる医師に行われたアンケートの結果が発表された。望ましい死を迎えるためにという質問で、「病気と最後まで闘う」と答えたのは、がん患者では81％だったが、医師はたったの19％だった。この差はいったいどこから来るのか。

医師は治療の実態を知っており、患者は十分に知らない。患者は「治療はよいことだ」と思い込んでいるが、医師は「治療はやりすぎるとたいへんなことになる」ことを知っている。だから、こういう真逆の結果になったのだろう。

治療のために苦しい最期を迎えたり、寿命を縮めたりしたがん患者は、きっと後悔していることだろう。だれしも死はやりなおしがきかない。だから、妙な思い込みや、楽観的すぎる希望は持たないほうがいい。

医療はすばらしい、医療は病気を治してくれると思うことは、心地いいし、安心できる。しかし、それはパスカルが言う「絶壁が見えないよう」にするための、危うい遮蔽物にほかならない。それをどけて、絶壁を見つめることは恐怖だが、絶壁から転落することを防いでくれる。死は必ず訪れるし、がんもなかなか避けては通れない。それなら、せめて上手に受け止め、悔いのない最期を迎えるほうがいいに決まっている。

†よりよい医療を実現するには

よりよい医療を実現するには、まず医師のモラルを高めることが必要だろう。医療を金儲けの手段にしてはいけない、無駄な医療をしてはいけない、患者にあらぬ期待を抱かせてはいけない等々。しかし、これはほぼ絶望的だ。医者も人間で、カネも欲しいし、尊敬もされたい。いい生活もしたい。激務を強いられ、訴訟やクレーマーの危険にさらされ、私生活を犠牲にさせられて、その上にモラルまで求められたら、医師は怒って医者をやめてしまうだろう。

であれば、残された道は患者が賢くなることしかない。ウソくさい情報やきれい事に惑わされず、調子のいい宣伝にも乗らず、医療の限界を受け入れ、健康や長生きに執着せず、老いや死を率直に受け入れる。だが、これもまた、絶望的に近いと言わざるを得ないだろう。患者は弱い立場で、不安と恐怖に苦しみ、医療に期待をかけ、老いも死も拒んでいるのだから。

かくして医療は虚飾にまみれ、もてはやされ、世間に偽りの信頼と張りぼての安心をばらまいて、現場で多くの患者を絶望させる。その状況を少しでも改善するには、患者と医療者がわずかずつでも歩み寄るしかない。患者はむやみに医療に期待せず、ふだんから老いや死をある程度受け入れる。医療者は、がんの終末期医療や延命治療など、医療現場の悲惨を積極的に世間に伝え、無駄な医療で儲けるのを控え、できるだけ患者に親切にする。

どちらにとってもつらく厳しいことだが、幻想から目を覚ますのは、そもそもつらいことである。それを乗り越えられれば、医療はようやく等身大になり、患者をよけいな失望から救える可能性は高まるだろう。

おわりに

現在、私は医師の仕事以外に、大学の講義や小説の執筆をして、3足のワラジをはいている。100％医療に打ち込んでいない私が、医療について書くなど片腹痛いと思う医師も多いだろう。まして、医療に批判的なことを連綿と書いているのだから、不快を取り越して、激怒する医師も少なくないのではないか。医療にはもっといい面もあるし、現実に多くの患者を救い、不安や恐怖を和らげている実態もたしかにある。

しかし、医療はよい面と悪い面のどちらを強調すべきか。

よい面を強調すれば、医療に対する期待は高まり、世間は安心するだろうが、同時に〝医療幻想〟も拡大し、実際の医療は往々にして期待外れとなり、世間の満足は得にくくなる。

であれば、医療者は医療の限界や不得手な領域を世間に明らかにして、過大な期待や予断を与えないようにするほうが、良心的だし医療者自身も報われやすい。

本書では医療に対する世間の思い込みやイメージを、「幻想」という視点であぶり出したが、もちろんすべてが幻想というわけではない。病気を治す薬はあるし、信頼に足る名医もいるし、正しい診断もあるし、マスメディアも多くの有用な医療情報を世間に提供している。すべてのことにはよい面と悪い面があり、その両方に目配りしなければ、正しい判断は導きにくい。

幻想は心地よい。しかし、あとにはいっそうの失望や悲しみが控えている。それを取り払うために、いろいろイヤなことを書いたが、医療の問題は考えれば考えるほどむずかしく、あちらを立てればこちらが立たずという状況が多い。なのに、世間ではあちらもこちらも立つようなバラ色の幻想が、マスメディアを中心として拡大再生産されている。その元凶は、やはり専門家たる医療者の沈黙だと私は思う。

中には医療を信じ、治療至上主義を貫く幸福な医師もいるが、ある程度の年齢になれば、大半の医師は現実に嘆息し、病気という自然現象を前に無力感を抱いているだろう。

幻想はよくないと書きながら、本書に書いたこともまた、私の経験と思い込みによる〝幻想〟である可能性もある。ほんとうは日本の医療は十分に患者の期待に応えるものであるかもしれない。そうであれば、どんなにいいか。

だから、本書に書かれたことも鵜呑みにせず、読者諸氏は自らの見識と判断で有用なところのみを汲《く》み取っていただければと思う。

〝医療幻想〟から脱し、医療の厳しい現実を直視すれば、パンドラの箱の最後に小さな希望が残ったように、医療にもたしかな希望が見出せるかもしれない。

本書の執筆には、筑摩書房の小船井健一郎編集者の多大な協力をいただいた。内容の方向性も、小船井氏との打ち合わせで決まっていった。末筆ながら心よりの感謝を捧げます。

久坂部羊

2013年1月10日

参考文献

『死を求める人びと』ベルト・カイゼル著、角川春樹事務所、１９９８年
『老人力』赤瀬川原平、筑摩書房、１９９８年
『健康不安と過剰医療の時代　医療化社会の正体を問う』井上芳保編著、長崎出版、２０１２年
『再発　がん治療最後の壁』田中秀一著、東京書籍、２０１１年
『命の値段が高すぎる！』永田宏著、筑摩書房、２００９年
『「平穏死」のすすめ』石飛幸三著、講談社、２０１０年
『大往生したけりゃ医療とかかわるな』中村仁一著、幻冬舎、２０１２年
『「平穏死」10の条件』長尾和宏著、ブックマン社、２０１２年
『Nikkei Medical』２０１２年5月号、日経ＢＰ社、２０１２年

ちくま新書
998

医療幻想《いりょうげんそう》
——「思《おも》い込《こ》み」が患者《かんじゃ》を殺《ころ》す

二〇一三年二月一〇日　第一刷発行

著者　久坂部羊（くさかべ・よう）

発行者　熊沢敏之

発行所　株式会社筑摩書房
東京都台東区蔵前二-五-三　郵便番号一一一-八七五五
振替〇〇一六〇-八-四一二三

装幀者　間村俊一

印刷・製本　株式会社精興社

乱丁・落丁本の場合は、左記宛にご送付下さい。
送料小社負担でお取り替えいたします。
ご注文・お問い合わせも左記へお願いいたします。
〒三三一-八五〇七　さいたま市北区櫛引町二-六〇四
筑摩書房サービスセンター　電話〇四八-六五一-〇〇五三

ISBN978-4-480-06706-7 C0247